Colitis ulcerosa

Von der Diagnose über die Therapie und den Umgang mit Colitis ulcerosa im Alltag bis zur Heilung

Maria Baumfink

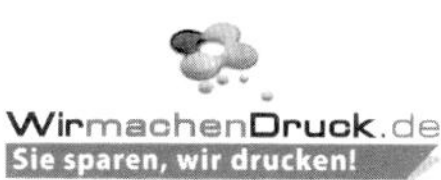

Alle Ratschläge in diesem Buch wurden vom Autor und vom Verlag sorgfältig erwogen und geprüft. Eine Garantie kann dennoch nicht übernommen werden. Eine Haftung des Autors beziehungsweise des Verlags für jegliche Personen-, Sach- und Vermögensschäden ist daher ausgeschlossen.

Email: info@edition-lunerion.de
www.edition-lunerion.de

Psiana eCom UG
Berumer Str. 44
26844 Jemgum

INHALT

Vorwort

Wer gesund ist, der bemerkt nicht die Einschränkungen, die ein krankes Verdauungssystem mit sich bringt. Wer dann einmal eine Magen-Darm-Grippe hat, weiß schon mehr zu schätzen, wie großartig ein gesundes Verdauungssystem ist.

Wenn Sie hier sind, trifft dies vermutlich nicht auf Sie zu. Sie wissen vielleicht schon lange nicht mehr, wie sich ein Leben anfühlt, in dem man nicht ständig darauf achten muss, was man isst. Man muss sich stets Gedanken darüber machen, welches Ausflugsziel man anstreben kann oder welche Unternehmung aufgrund mangelnden Zugangs zu Sanitäranlagen leider ausfällt. Auch sind die Scham, der Stress und die ständige Angst vor einem neuem Schub Ihnen nicht nur Begriffe, sondern Sie leben tagtäglich mit einer Krankheit, die Sie immens einschränkt.

Ich hoffe, Ihnen mit diesem Ratgeber zahlreiche Informationen geben zu können, die Ihnen viel Lebensqualität zurückgeben können. Lernen Sie, Ihren Körper so gut wie möglich und mit geringen Einschränkungen des Alltags zu pflegen, um ein möglichst freies Leben – frei von Angst, frei von Scham und frei von Sorge um den Zugang zu Toiletten – zu führen.

Einleitung

Ich freue mich, dass Sie hier sind und sich mit der schwierigen Thematik der Colitis ulcerosa auseinandersetzen. Ich bin der festen Überzeugung, dass Wissen einem die Angst vor den meisten Dingen nehmen kann, daher hoffe ich, Ihnen im Folgenden viel Wissen über die noch sehr unerforschte Autoimmunerkrankung des Dickdarms vermitteln zu können.

Nachdem wir uns eingehend mit den physischen Vorgängen, dem Krankheitsbild und dessen medizinischen Hintergründen befassen, werde ich Ihnen einen Einblick in die schulmedizinische Diagnostik und Behandlung geben. Auf diese Weise erfahren Sie nicht nur, was mit Ihrem Körper geschieht, wenn Sie einen akuten Schub haben, sondern Sie können auch besser vorbereitet zu den Arztbesuchen gehen und die Mediziner unterstützen, indem Sie die notwendigen Informationen für eine schnelle Diagnose schon bereitstellen. Nach den Chancen und Risiken der schulmedizinischen Behandlung und den Möglichkeiten, die Ihnen geboten werden, habe ich Ihnen einige der wirkungsvollen komplementärmedizinischen Therapieansätze aufgelistet. Befassen Sie sich eingehend damit und gehen Sie unvoreingenommen an alles heran. Schließlich habe ich Ihnen noch einige Übungen aufgeschrieben, die Ihnen sofort helfen, wenn Sie merken, dass es Ihnen schlechter geht.

Bevor wir zu einem Ernährungsplan für einen akuten Schub kommen, mit Hinweisen und Rezepten, die Ihnen in jeder Phase der Krankheit die ausreichenden Nährstoffe liefern, habe ich Ihnen noch einige nützliche Tipps und aufmunternde Worte für den Alltag aufgeschrieben.

Ich wünsche mir, dass Sie aus diesem Ratgeber alle notwendigen Informationen mitnehmen können, die Ihnen Ihre Lebensqualität zurückgeben, Ihnen die Angst vor der Krankheit nehmen und Ihnen vor allem helfen, in einer gesunden Phase zu verharren.

Colitis ulcerosa – Worum handelt es sich?

Colitis ulcerosa ist eine chronisch-entzündliche Darmerkrankung, die in Schüben auftritt, oftmals ohne erkennbaren Auslöser, und den Betroffenen nicht nur den Alltag durch ständige Toilettengänge und Durchfall erschwert, sondern auch teils sehr schwere Konsequenzen, angefangen bei leichter Dehydrierung bis hin zu schweren Mangelerscheinungen und Darm-Karzinomen, mit sich bringt. Daher ist eine Behandlung unabdingbar. Bevor ich Ihnen jedoch vorstelle, wie eine Diagnose erstellt wird und was Sie und Ihre Ärzte tun können, um Schlimmeres zu verhindern, betrachten wir gemeinsam die Hintergründe der Erkrankung, um später Erkenntnisse über die Behandlung gewinnen zu können.

DEFINITION

Seit über 200 Jahren ist diese Krankheit bekannt und um einiges weiter verbreitet, als man glauben möchte oder als die bekanntere Verwandte Morbus Crohn. Beide Krankheiten gehören zu den sogenannten CED, den chronisch entzündlichen Darmerkrankungen.

Die Namensgebung der Krankheit Colitis ulcerosa setzt sich aus dem Griechischen und Lateinischen zusammen: Colitis beinhaltet einerseits das griechische Wort Colon für Dickdarm und das Suffix -itis für Entzündung, ulcerosa ist das lateinische Adjektiv für geschwürig. Damit ist bereits ein Großteil des Erscheinungsbildes der Krankheit erklärt: Der Dickdarm ist an mehreren Stellen entzündet, wodurch es auch zur Bildung von Geschwüren kommt. Dabei ist der Schweregrad davon abhängig, wo sich die Entzündungen explizit befinden und wie sehr der Alltag des Betroffenen eingeschränkt ist. Die Einschränkung ergibt sich aus der Häufigkeit und Intensität der akuten Schübe und der anschließenden „gesunden" Phase, der Remission. Dabei entscheiden die Intensität und Häufigkeit ebenfalls über den Grad der Behinderung, der Ihnen mit dieser Diagnose zusteht. Der Dickdarm unterscheidet sich in insgesamt 6 Abschnitte, die alle betroffen sein können:

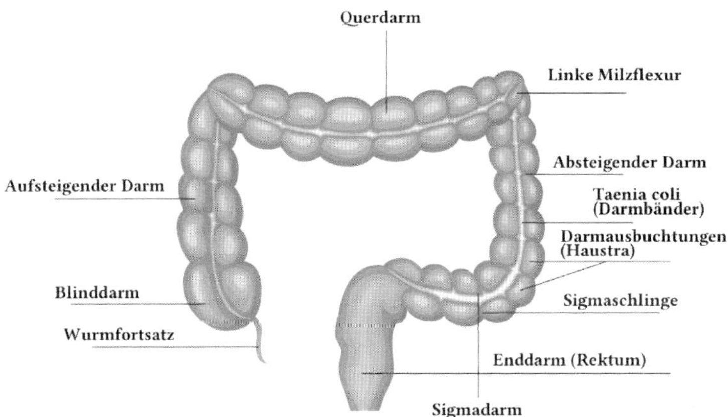

1. Blinddarm inklusive Wurmfortsatz
2. Der aufsteigende Dickdarm
3. Der querverlaufende Dickdarm
4. Der absteigende Dickdarm
5. Das Sigma
6. Der Enddarm.

Die Aufgabe des Dickdarms ist die Rückresorption von Flüssigkeit und Elektrolyten aus dem Speisebrei, den der Dünndarm zuvor von Nährstoffen wie Proteinen, Kohlenhydraten und Fetten befreit hat. Hierbei entzieht der Dickdarm der Nahrung übrig gebliebene verdauliche Bestandteile und Wasser. Auf diese Weise wird der unverdauliche Teil der Nahrung eingedickt und später als Kot ausgeschieden. Ebenfalls versorgt der Dickdarm noch die bakterielle Flora des Verdauungssystems, ohne deren gesundes Bestehen eine gute Verdauung und ein intaktes Immunsystem nicht möglich sind.

Bei Colitis ulcerosa kann der Dickdarm zeitweilig diese Aufgaben nicht mehr übernehmen, da dessen Zellen vom körpereigenen Immunsystem als Schädlinge erkannt und angegriffen werden. Auf diese Weise werden nicht ausreichend Elektrolyte und Flüssigkeit aus dem Speisebrei gezogen. Es kommt zu Durchfall, Flüssigkeitsverlust und Nährstoffmangel. Die Durchfälle können längere Zeit andauern und auch mit Krämpfen, Schmerzen bei Toilettengängen und Blutbeimengungen im Stuhl einhergehen.

Meist beginnt ein Schub eher langsam, hält dann einige Zeit an, teils mit bis zu 40 Stuhlgängen binnen eines Tages, um dann nach ein oder zwei Tagen wieder abzuebben. Aber auch schwere Verläufe, die einen Krankenhausaufenthalt notwendig machen, sind möglich. Hierbei wird dann mithilfe von Infusionen dem Flüssigkeitsverlust und dem Nährstoffmangel entgegengewirkt. Häufige oder lang anhaltende Schübe verursachen meist einen ungewollten Gewichtsverlust, der besonders bei Kindern und Jugendlichen und ohnehin schon untergewichtigen Personen schnell schwere Folgen nach sich ziehen kann. Besonders bei Personen im Wachstum leiden hier die körperliche und geistige Entwicklung. Nicht nur Knochen und Muskeln brauchen Nährstoffe, sondern auch das Gehirn; so kommt es bei Minderjährigen oft zu einer Reife- und Wachstumsverzögerung.

Bei schwereren Anfällen treten zu den blutigen Ausscheidungen auch Fieber über 38,5 °C und Herzrasen hinzu. Auch eine Blutarmut aufgrund der mangelnden Flüssigkeit und starker Darmblutungen kann eine Folge sein und lebensbedrohlich werden. Oftmals ist die Colitis ulcerosa jedoch mit einer bewussten Lebensweise, gutem Stressmanagement und Medikamenten beherrschbar.

Neben leichten und schweren Schüben findet bei der Colitis ulcerosa in beinahe allen Fällen eine Remission, eine vorübergehende Ruhephase, statt. In sehr seltenen Fällen ist diese dauerhaft, in ebenso seltenen Fällen tritt diese nur sehr selten auf und die Symptome bleiben dauerhaft bestehen. Eine Remission tritt dann auf, wenn die Blutungen und Krämpfe aufhören und ein Stuhlgang nicht häufiger als dreimal täglich notwendig ist.

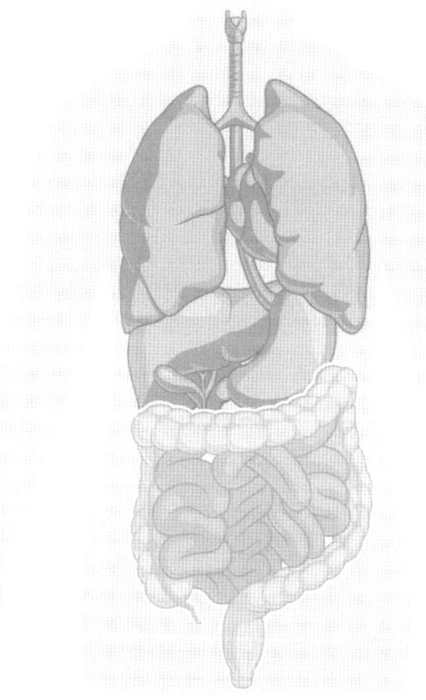

MEDIZINISCHER HINTERGRUND

Die Zahlen der Diagnosen steigen innerhalb der letzten Jahre, aktuell sind wir bei etwa 5 Neuerkrankungen je 100.000 Einwohner jährlich innerhalb Deutschlands. Dies bezieht sich jedoch auf die CED insgesamt, schließt als Morbus Crohn ein. Noch im Juli 2019 waren 150.000 Deutsche insgesamt an Colitis ulcerosa erkrankt.

In etwa 80 % der Fälle wird die Diagnose zwischen dem 15. und 40. Lebensjahr gestellt. Nur wenige Personen erhalten ihre Diagnose nach dem 40. Geburtstag, die restlichen 20 % erfahren die Botschaft noch vor der Strafmündigkeit. So oder so ist die Nachricht nachhaltig, denn weder Colitis ulcerosa noch Morbus Crohn sind heilbar. Der Patient wird sich lebenslänglich mit den Folgen und Symptomen beschäftigen. Dank der modernen Medizin ist die lebensbedrohliche Lage dieser Erkrankungen jedoch rapide abgesunken. Zwar ist das Leben mit CED ausgesprochen unangenehm, in seltenen Fällen führt es auch zur Arbeitsunfähigkeit, allerdings kann in den meisten Fällen mit einer guten Therapie ein nahezu „normales“ Leben geführt werden.

Mittlerweile konnten Statistiken belegen, dass 5 % der Betroffenen entweder einen einmaligen Schub mit andauernder Remission haben, also nach diesem Schub auch ohne dauerhafte Einschränkungen und Medikamenteneinnahme auskommen, oder aber es sind genauso viele Personen durch eine dauerhafte Colitis ulcerosa geplagt, sodass deren Alltag erheblich leidet und kaum aufrechtzuerhalten ist.

Gelegentlich kann es zu Unklarheiten bei der Diagnose kommen, da Morbus Crohn und Colitis ulcerosa einige wenig Überschneidungspunkte haben. Auch ist eine Kombination beider Erkrankungen denkbar. Morbus Crohn ist eine Entzündung der gesamten Darmschleimhaut, besonders Dünndarm und der Übergang zum Dickdarm, dem Ileum, aber auch Speiseröhre und Magen können betroffen sein. Nur etwa ein Fünftel der Morbus Crohn-Patienten hat gesundheitliche Beschwerden am Enddarm, wohingegen etwa vier Fünftel der Colitis ulcerosa-Patienten hier

Entzündungen vorweisen. Ebenfalls unterschiedlich ist, dass Colitis ulcerosa sich nur auf den Dickdarm bezieht und sehr selten das Ileum angreift, weiterhin ist bei der Colitis ulcerosa nur die obere Schleimhaut, die Mukosa, betroffen. Der letzte Unterschied bezieht sich auf die Ausdehnung der Entzündungen: Bei Morbus Crohn können einzelne Teile des Verdauungstraktes entzündet sein, wohingegen in den Zwischenräumen alles gesund ist. Bei Colitis ulcerosa hingegen ist die Entzündung durchgängig.

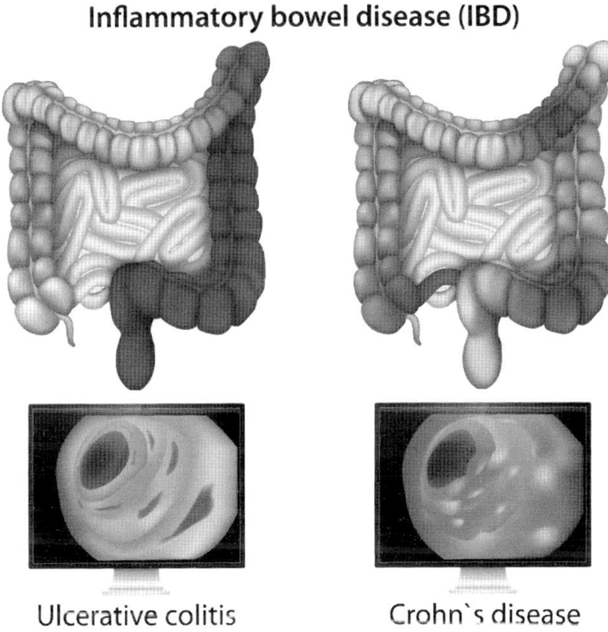

Die Colitis ulcerosa beginnt grundsätzlich am Rektum. Bleibt sie darauf beschränkt, wird diese als Proktitis (ICD-10 K51.2) eingestuft. Entwickelt sie sich dann von dort nach oben weiter bis zum Querdarm (Colon transversum), wird sie als Linksseitencolitis eingestuft, da sie sich nur auf der linken Seite des Dickdarms befindet. Man spricht von einer Pancolitis, wenn sich die Entzündungen weiter ausdehnen.

Greift der Körper die Schleimhautzellen an, kommt es zu blutigen Ausscheidungen, deren finale Konsequenz auch ein Darmdurchbruch sein kann. Eine weitere Folge bei vermehrten Schüben kann eine Darmverengung sein. Diese bedingt sich durch die Neubildung des Bindegewebes beim Abheilen der Geschwüre und Blessuren. Hierbei kann es zu starker Narbenbildung kommen, die wiederum den Innenraum des Darms verringert, wodurch der normale, feste Stuhlgang erschwert wird.

Bei sehr ausdauernden Schüben kann es durch die Entzündungen zu einer Vergiftung des Patienten kommen. Hierbei spricht der Fachjargon auch von nekrotisierender Colitis ulcerosa und toxischen Megakolon. Hierbei kommt es zu einer Vergiftung des Körpers durch die andauernde Entzündung des Darms, der Bauch schwillt an, es kommt zu Lethargie, Fieberschüben, starker Dehydration und Druckempfindlichkeit. In einem derartigen Fall sollten Sie unverzüglich eine Ambulanz rufen, denn in fast allen Fällen ist hier eine Operation notwendig, um Sie vor einer Sepsis zu bewahren.

Nun wissen Sie, was Colitis ulcerosa ist, was diese von Morbus Crohn unterscheidet und welche Folgen daraus resultieren können, aber woher kommt die Colitis ulcerosa? Diese Frage ist bisher leider weitestgehend ungeklärt. Allerdings betrifft dies nicht nur diese Erkrankung, sondern alle Autoimmunerkrankungen. Es ist den Medizinern unbegreiflich, wie es dazu kommt, dass der Körper sich selbst oder seine sonst akzeptierten Helferlein angreift. Dennoch konnten in den letzten Jahren gute Fortschritte im Bereich der CED-Forschung gemacht werden. So konnte mittlerweile ein Gen auf dem 16. Chromosom ausfindig gemacht werden, dass den Ausbruch von Morbus Crohn begünstigt, sogar erheblich begünstigt, wenn beide Elternteile dieses Gen weitervererben. Allerdings wurde auch festgestellt, dass ein Ausbruch dann kein Muss ist, sodass auch Personen mit einem doppelten NOD2-Gen keinerlei Symptome eines Morbus Crohn aufweisen. Weiterhin gibt es zahlreiche Gene, bei denen Mutationen einen Ausbruch der Colitis ulcerosa verursachen können, leider sind diese bisher nicht hinreichend erforscht, aber immerhin schon einmal identifiziert. Hierbei handelt es sich um Interleukin10, BTNL2, HERC2, ARPC2, STAT3.

Gene, die wiederum sowohl bei Colitis ulcerosa-Patienten als auch bei Morbus Crohn-Betroffenen verändert sind, heißen IRGM, NKX2-3, Interleukin23 Rezeptor, CCNY und einige Autophagie-Gene, wie beispielsweise ATG16L1.

Selbst, wenn alle genannten Gene bei einer Person verändert sind, ist dies kein Garant für eine Erkrankung. Schließlich konnte die Forschung weiterhin feststellen, dass es sich bei CED auch um Erkrankungen handelt, die von gesellschaftlichen und Umweltfaktoren abhängig sind. Bewohner von Industrieländern sind beispielsweise weitaus häufiger betroffen als Bewohner eines Schwellen- oder Dritte-Welt-Landes. Diesbezüglich lassen sich Rückschlüsse auf Umwelteinflüsse und Ernährung ziehen, da sich die Ernährung in Industrieländern in vielerlei Hinsicht von der Ernährung der anderen Länder – zumindest im Großteil der Bevölkerung – unterscheidet. In unseren Breitengraden beziehungsweise finanziellen Verhältnissen greifen wir viel mehr zu fertigen Produkten, alles wurde mehrfach verarbeitet und ist viel zu oft weit von seinem natürlichen Zustand entfernt. Außerdem sind unsere Lebensmittel und Getränke oftmals mit vielerlei Gewürzen, Geschmacksverstärkern wie Salz und Zucker, aber auch mit einer langen Liste von E-Nummern versetzt, was weitere Denaturierung mit sich bringt.

Ebenso konnte mithilfe von Zwillingsstudien an eineiigen Zwillingen bewiesen werden, dass die genetische Disposition nicht allein ausschlaggebend ist, sondern neben dieser und der Ernährung auch die Krankengeschichte des Patienten. Sowohl psychische Traumata als auch Infektionen, vornehmlich des Magen-Darm-Traktes, sind Einflüsse, die den Ausbruch einer Colitis ulcerosa verursachen können. Hierbei lässt sich bisher nur erahnen, dass möglicherweise eine bakterielle Magen-Darm-Infektion in Kombination mit vermehrt industriell verarbeiteter Ernährung die Grundlage bildet, um das mutierte Gen zu animieren, nun auch die guten Darmbakterien anzugreifen. Dies darf jedoch nur als Theorie gelten, da es bisher in dieser Kausalkette nicht nachgewiesen werden konnte. Auch wird dieser Nachweis sehr schwer, da für den Einfluss von Umweltfaktoren und Ernährung Langzeitstudien unter kontrollierten Bedingungen notwendig sind, die derzeit so nicht durchgeführt werden können.

Somit konnten bisher leider nur Risikofaktoren und Wahrscheinlichkeiten gefunden werden, die den Ausbruch einer Colitis ulcerosa begünstigen. Was aber passiert im Körper, wenn man an Colitis ulcerosa erkrankt ist?

Der Verdauungstrakt beginnt beim Mund und endet am After, dazwischen befinden sich verschiedene Organe, durch die die aufgenommenen Speisen wandern und in denen unterschiedliche Vorgänge vorgesehen sind, um möglichst effektiv die Nahrung zu verarbeiten und alles, was der Körper daraus verwerten kann, zu entnehmen. Dabei beginnt die Verdauung bereits mit dem Kauen und dem Vermischen mit dem Speichel im Mund und letztendlich endet die Verarbeitung der Speisen erst kurz vor dem Zeitpunkt, an dem deren Überreste ausgeschieden werden. In der Zwischenzeit wandert der Speisebrei durch mehrere Meter unterschiedlicher Schleimhäute, bei denen er von unterschiedlichen chemischen, physikalischen und biologischen Mechanismen zersetzt wird. Mund, Speiseröhre, Magen und Dünndarm sind bei einer Colitis ulcerosa intakt. Es kann zwar zu Beschwerden im Mundbereich kommen, beispielsweise zu wunden Stellen, diese sind aber kein Muss. Alle menschlichen Schleimhäute sind durch eine jeweils speziell auf das Organ angepasste bakterielle und Pilz-Flora geschützt. Die Zusammensetzung dieser Flora ist je nach Alter, Kindheit, Krankengeschichte und Ernährung unterschiedlich und somit auch verschieden stabil. Bei Störungen des Verdauungstraktes kommt es zu Lücken innerhalb dieser Flora, der Schutzdamm reißt dementsprechend ein und es ist für schädliche Keime, die sich in der Nahrung befinden, einfacher, die empfindlichen Schleimhäute anzugreifen. Geschieht so eine Attacke, wird das Immunsystem aktiviert und der Körper greift die Eindringlinge an. Bei dieser Immunreaktion kommt es zu

Entzündungen, die unter anderem durch die verstorbenen Zellen eigener und feindlicher Keime ausgelöst werden.

Für die Verteidigung unserer Gesundheit sind Makrophagen und T-Zellen zuständig, bei deren Einsatz Zytokine freigesetzt werden. Diese Zytokine fungieren ebenfalls als Botenstoffe für weitere Immun-Zellen, durch welche die Reaktion fortgesetzt wird, bis die Gefahr beseitigt wurde. Die mutierten Gene, die Sie bereits kennengelernt haben, sorgen bei chronischen Darmerkrankungen dafür, dass das Ende des Angriffs nicht erkannt wird und die Makrophagen und T-Zellen falsche Signale erhalten. Die Gene können die guten und die schlechten Bakterien und Pilze nicht mehr voneinander unterscheiden und greifen die körpereigene Schutzmauer auf den Schleimhäuten an. Ob dies als Folge einer ursprünglich bösartigen Infektion oder aufgrund einer reinen Fehlschaltung der Gene geschieht, kann dabei nicht vollständig geklärt werden.

Sowohl bei Morbus Crohn als auch bei Colitis ulcerosa wird das Zytokin TNF-alpha freigesetzt, was in der weiteren Behandlung mit Immunblockern unterbunden wird, um die unnötigen Entzündungsherde und die fortlaufende Immunreaktion zu verhindern. Je weiter die Entzündung fortschreitet, desto wahrscheinlicher ist es, dass diese auch in das umliegende Gewebe und andere Organe eindringt. Zuerst leiden die Lymphknoten, da unser Lymphsystem die Schadstoffe abtransportieren soll. Diese schwellen schmerzhaft an. Andere Organe können ebenfalls betroffen sein. Durch die zusätzliche Schadstoffbelastung der Entzündung kann es zu Hautunreinheiten und Gelenkbeschwerden kommen, die auch in Arthritis oder Arthrose enden können. Die Entzündungen führen dazu, dass der Dickdarm seinen Aufgaben nicht mehr ausreichend nachkommen kann, wodurch es zu Durchfall kommt. Auch können Teile der Nahrung nicht mehr vollständig verdaut werden. Ebenso sorgen stärkere Entzündung für Blutungen im Stuhl.

Die Colitis ulcerosa an sich ist schlimm genug, möchte man meinen, aber derartige Verletzungen und Störungen des Verdauungssystems bleiben nicht ohne weitere Folgen. Zwar sind diese Folgen nicht zwingend notwendig, dennoch sollten Sie wissen, was möglicherweise noch passiert: Die Geschwüre verheilen irgendwann, bilden dabei jedoch meist Narben. Wie Sie wissen, ist Narbengewebe meist dichter und somit dicker als das vorige Gewebe. Dies kann sogenannte Stenosen bedingen. Diese Stenosen sind Verengungen des Darms. Einerseits kann das vernarbte Gewebe nicht mehr wie zuvor seiner eigentlichen Tätigkeit nachkommen, andererseits führen diese Verengungen zu weiteren Störungen. Je größer die Verengungen werden, desto schmerzhafter werden die Nahrungsaufnahme und deren Ausscheidung. Es kommt zu lauten Verdauungsgeräuschen, da der Darm sich sehr anstrengt, um die Nahrung weiter zu transportieren, ebenso werden auch die Schmerzen schlimmer. Ob diese Stenosen medikamentös oder operativ behandelt werden müssen, hängt erst einmal davon ab, ob diese noch durch entzündliche Schwellungen verursacht werden oder nicht. Sind es noch Entzündungen, können Medikamente helfen. Bei kleineren, nicht entzündlichen Schwellungen können minimalinvasive Verfahren hilfreich sein, andernfalls kann auch eine Entfernung des Darmabschnitts notwendig werden.

In seltenen Fällen können diese Stenosen sogenannte Fisteln verursachen. Fisteln sind kleine, neu gebildete Kanäle, die vom Darm in Haut- oder Muskelgewebe, aber auch in andere Organe führen können. Diese Fisteln werden mittels MRT gefunden und genau lokalisiert. Da durch diese kleinen Kanäle Stuhl und Bakterien in die anderen Körperbereiche dringen können, kann es in den jeweiligen Bereichen zu Verunreinigungen kommen. Um das abzuändern, werden die Fisteln gespült und geschlossen. Morbus Crohn-Patienten sind bei Weitem häufiger von Stenosen und Fisteln betroffen als Colitis ulcerosa-Patienten.

Weitaus häufiger muss man bei der Colitis ulcerosa leider mit sogenannten extraintestinalen Manifestationen rechnen, die sich zumeist bei einem akuten Schub äußern. Hierzu gehören die bereits erwähnten Veränderungen des Hautbildes und Schmerzen in den Gelenken, besonders im Becken und Rückenbereich, aber auch Galle, Leber und Augen können betroffen sein. Hierbei werden, wenn keine Immunsuppressiva eingenommen werden, Steroide unterstützend eingreifen. Die schmerzhaften Begleiterkrankungen müssen jedoch meist mit zusätzlichen Schmerzmitteln behandelt werden, wobei Sie darauf achten sollten, auf freie Schmerzmittel zu verzichten, da diese Ihre Colitis ulcerosa und damit die Schmerzen verschlimmern würden.

Ein geringer Prozentsatz der Colitis ulcerosa-Erkrankten leidet an einer PSC, der primär sklerosierenden Cholangitis. Diese Krankheit klingt nicht nur unschön, sie kann sogar lebensbedrohlich werden. Zwar ist nur maximal jeder zwanzigste Erkrankte davon betroffen, allerdings kann diese entzündliche Erkrankung der Leber zu einer Ansammlung der Gallenflüssigkeit führen, die wiederum eine Vernarbung der Gallengänge mit sich bringt. Diese Vernarbung und die Stauung führen unbehandelt zu einer Verhärtung (sklerosierend) der Leber, besser bekannt als Leberzirrhose. Glücklicherweise stehen Patienten mit der Diagnose CED ohnehin meist jährlich für eine umfassende Untersuchung an, um derartige Krankheitsverläufe schnell zu erkennen und zu heilen. Bisher ist zwar bekannt, dass Colitis ulcerosa eine derartige Folge mit sich bringen kann, allerdings ist bisher nicht deutlich geworden, ob es sich dabei um eine reine Begleiterkrankung handelt, die auftreten kann, oder um eine eigene Autoimmunerkrankung. Fehlen die Gallensäfte bei der Verdauung, kommt es zu Vitaminmangel der Sorten A, D, E und/oder K, außerdem bereits früh zu vermehrtem Juckreiz und Bauchschmerzen im oberen Bauchbereich. Der Vitaminmangel führt zu weiteren Beschwerden, unter anderem erhöht er das Risiko für Osteoporose.

Ein weiterer Grund, warum Sie zur jährlichen Untersuchung gehen sollten, ist das leicht erhöhte Darmkrebsrisiko. Je weiter die Colitis ulcerosa sich im Darm ausgebreitet hat, desto höher wird es, allerdings ist es dennoch auch bei einer ausgedehnten CU nur geringfügig höher als bei nicht an CED erkrankten Personen.

Alles in allem haben Sie es bei der Colitis ulcerosa mit einer unangenehmen Erkrankung zu tun, die allerdings mittlerweile sehr gut behandelt werden kann. Die Begleiterkrankungen lesen sich schrecklich, allerdings sind die gefährlichen darunter bei maximal 5 % der Erkrankten anzutreffen.

RISIKOGRUPPEN – WER ERKRANKT AN COLITIS ULCEROSA?

Zwar sind die Ursachen von Colitis ulcerosa bisher nicht im Detail geklärt, jedoch gibt es Umstände, die einen Ausbruch begünstigen. Wie zuvor erwähnt, ist allein das Vorhandensein verschiedener mutierter Gene nicht ausreichend, um eine Colitis ulcerosa zu verursachen. Allerdings gibt es weitere Faktoren, die einen Ausbruch unterstützen, wie beispielsweise die Speisehygiene im Kindesalter. So sind sich die Mediziner einig, dass aufgrund übertriebener Hygiene in den Industrienationen die Bevölkerung weniger gut vor Infektionen geschützt ist, als dies für die Bevölkerung in Schwellen- und Dritte-Welt-Ländern gilt. Der Grund ist einfach: Unsere Lebensmittel sind vielfach verarbeitet und gereinigt, somit kommt der Verdauungstrakt unserer Kinder nur mit wenigen Keimen in Berührung. Das Immunsystem ist somit nicht gefordert und kann keine Antikörper bilden, da es die Angreifer nicht kennt. Somit sind unsere Verdauungssysteme empfindlicher als diejenigen derer, die sich mit naturbelassener Nahrung und verschmutztem Wasser plagen müssen. Die Immunsysteme dieser Kinder sind besser ausgebildet. Dabei kristallisierte sich in den letzten Jahren heraus, dass in den Industrienationen nicht nur ein zunehmender Trend an chronisch-entzündlichen Darmerkrankungen herrscht, sondern auch, dass diese Zunahme sich von Norden nach Süden ausbreitet. So findet sich in den skandinavischen Ländern und Nordamerika eine weitaus höhere Anzahl als in den amerikanischen Südstaaten oder den Mittelmeerstaaten. Es konnte bisher nicht herausgefunden werden, warum es in Asien zu weitaus weniger Erkrankungen kommt als auf dem nordeuropäischen und nordamerikanischen Kontinent.

Ein weiterer Faktor konnte jedoch ausgemacht werden, der ebenfalls das Immunsystem eines Menschen enorm stärkt: Menschen, die als Säuglinge gestillt wurden, erkranken auch bei genetischer Disposition sehr viel seltener an einer Colitis ulcerosa als die sogenannten Flaschenkinder. Der Grund findet sich darin, dass Kinder ein ererbtes Immunsystem aus dem Mutterleib mitnehmen und dann erst einige Zeit nach der Geburt damit beginnen, ihr eigenes Immunsystem auszubilden. Über die Muttermilch werden dem Kind nicht nur viele wichtige Mineralien und Nährstoffe mitgegeben, sondern auch weitere Informationen, die dem Immunsystem bei seiner Ausbildung helfen. Leiden Sie somit an Colitis ulcerosa und sind besorgt, dass aufgrund Ihrer genetischen Disposition Ihr Kind eventuell später auch an der Krankheit leiden könnte, unterstützen Sie Ihr Neugeborenes, indem Sie es einige Monate stillen.

Die eben erwähnte genetische Disposition bedeutet, dass erstgradig Verwandte ein bis zu 15-fach höheres Risiko haben als andere Personen. Weiterhin zieht sich aus dieser nahen Verwandtschaft, dass, falls es zu einem Ausbruch kommt, dieser höchstwahrscheinlich früher eintritt, als es bei anderen Menschen der Fall ist. Noch weiter erhöht sich das Risiko, wenn beide Elternteile die defekten Gene weitergereicht haben. Dennoch ist ein Ausbruch nach wie vor kein Muss.

Eine Risikogruppe, die nahezu bei jeder Krankheit erwähnt werden muss, sind die Raucher. Ehemalige Raucher werden, sofern ein Ausbruch stattfindet, mit einer Wahrscheinlichkeit von etwa 70 % einen schwereren Krankheitsverlauf haben als diejenigen, die niemals geraucht haben. Besonders hervorzuheben ist hierbei jedoch, dass aktive Raucher paradoxerweise weniger häufig und weniger schwer an Colitis ulcerosa erkranken. Umgekehrt gestaltet es sich übrigens bei Morbus Crohn. So oder so soll dies kein Ansporn sein, nun das Rauchen anzufangen oder es nicht zu beenden, dessen Nebenwirkungen und Folgeerkrankungen sind schlimmer als Colitis ulcerosa.

Als weitere Risikogruppe sind Rheumapatienten zu nennen, die sogenannte NASR einnehmen, dies steht für nichtsteroidale Antirheumatika. Diese reizen die Darmschleimhaut und können sowohl Auslöser des ersten Schubes als auch aller folgenden Schübe sein. Sollten Sie derartige Medikamente einnehmen, sprechen Sie dringend mit Ihrem Arzt über Alternativen.

Ebenso wie Raucher sind jedoch auch Stresspatienten einem höheren Risiko ausgesetzt. Hierbei muss sowohl der Alltagsstress als auch eventuell psychischer Stress, der aus der Vergangenheit mitgetragen wird, berücksichtigt werden. Einerseits ist Alltagsstress ein wahrer Feind der guten und gesunden Ernährung, sodass der Verdauungstrakt ohnehin einer erhöhten Belastung ausgesetzt ist, weiterhin ist emotionaler Stress kein guter Berater, wenn es um Autoimmunerkrankungen geht. Viele Colitis ulcerosa-Patienten berichten davon, eine traurige Kindheit oder andere schwere Traumata erlebt zu haben. Wie bei vielen chronischen Erkrankungen ist dies ein großer gemeinsamer Nenner der Betroffenen. Andere berichten wiederum davon, dass die Symptome nach einem Abschluss mit dem Trauma und den negativen Erlebnissen stark zurückgegangen sind. Sollten Sie also diesbezüglich noch „Baustellen" haben, wenden Sie sich ohne Sorge an entsprechende Stellen, um die schrecklichen Erlebnisse aufzuarbeiten. Sei es, dass Sie einem Verbrechen zum Opfer gefallen sind, eine geliebte Person verloren haben oder in Ihrer Kindheit kein gutes Zuhause hatten; diese Dinge belasten und man wird sie niemals vollständig loswerden, aber es gibt Mittel und Wege, diese Ereignisse zu verarbeiten, sodass diese die psychische und physische Gesundheit nicht weiter belasten.

Schulmedizinische Behandlung

Colitis ulcerosa wird als Diagnose mit K51.- bis K51.9 nach ICD-10 in Ihrer Akte vermerkt und befindet sich damit in der Kategorie der Erkrankungen des Verdauungstraktes. Sie haben im vorigen Kapitel bereits die wichtigsten Fakten kennengelernt und wissen um die möglichen Ursachen dieser Erkrankung. Dennoch wird nun, da Sie möglicherweise den Verdacht hegen, an dieser Erkrankung zu leiden oder bereits eine anfängliche Verdachtsdiagnose Ihres Arztes erhalten haben, einiges auf Sie zukommen. Damit Sie nicht blindlings in einen Ärztemarathon geraten, habe ich Ihnen aufgeschrieben, was Sie nun erwartet.

WORAN ERKENNE ICH COLITIS ULCEROSA? – ERSTE ANZEICHEN

Vermutlich hatte jeder von Ihnen schon einmal eine Magen-Darm-Grippe mit Fieber und Durchfall, vermutlich auch mit Erbrechen. Sofern es sich nicht um eine ausgewachsene Lebensmittelvergiftung handelt, sind diese Symptome nach zwei bis drei Tagen verschwunden und man kann langsam beginnen, die verloren gegangenen Vitamine und Mineralien mithilfe von Suppen und leichten Speisen wieder einzuholen. Eine Colitis ulcerosa fühlt sich ähnlich an, allerdings wird es hierbei nur selten zu Erbrechen kommen.

Dennoch bemerken Sie eine Colitis ulcerosa daran, dass Sie teils über mehrere Tage hinweg sehr wässrige Durchfälle haben, meist sind diese sehr dringend und es sind unzählige Toilettengänge täglich notwendig. Hinzu kommen Schmerzen im Unterbauch auf der linken Seite. Auch Fieber ist möglich, manchmal in Schüben, außerdem finden sich im Stuhl Blutspuren und der Toilettengang an sich ist besonders schmerzhaft, auch schon zu Beginn: Im Vergleich zu einer Magen-Darm-Grippe, bei der sich die Schmerzen im Rektum erst nach mehreren Stuhlgängen wegen Überreizung einstellen, liegen die Schmerzen bei der Colitis ulcerosa von Anfang an vor, da die Entzündung dieser Erkrankung am Rektum beginnt.

Vielleicht bemerken Sie auch eine Erschöpfung, die Ihnen von anderen Krankheiten weniger bekannt ist. Die Entzündungen in Ihrem Darm strengen Ihren Körper bereits bei der Entstehung an und die fehlende Flüssigkeitsaufnahme und der Mangel an Nährstoffen tun ihr Übriges. Daher ist mit starker Erschöpfung und Müdigkeit zu rechnen. Der Durchfall kann mitunter so schlimm werden, dass Sie es nicht mehr rechtzeitig auf die Toilette schaffen. In solchen Fällen spricht man von Stuhlinkontinenz.

Sofern Sie diese Symptome nicht an bestimmten Lebensmitteln festmachen können und die Symptome mehrfach wiederkehren, sind Sie sehr wahrscheinlich an Colitis ulcerosa erkrankt.

WIE KANN DER ARZT COLITIS ULCEROSA FESTSTELLEN?

Wie Sie vielleicht bereits erahnen, gibt es viele Faktoren, die für eine eindeutige Diagnose von Colitis ulcerosa berücksichtigt werden müssen. Diese Vielzahl an Faktoren erschwert die Diagnose – einerseits wegen der allgemein bekannten Wartezeiten auf bestimmte Untersuchungsverfahren, andererseits wegen der vielen Differenzialdiagnosen, die gestellt werden könnten. Schließlich ist es möglich, dass Sie zusätzlich zu der eigentlichen Colitis ulcerosa auch noch eine Laktoseintoleranz haben, die ebenfalls zu schweren Durchfällen und Bauchschmerzen führen kann. Somit möchte ich Sie vorwarnen, dass es lange dauern kann, bis Sie eine endgültige Diagnose in den Händen halten. Aktuell beträgt der Durchschnitt der Diagnosedauer noch zwei Jahre. Dieses Kapitel soll Ihnen helfen, die Zeit durchzustehen und sie durch eigenes Wissen möglicherweise zu verkürzen. Wenn Sie selbst bereits einige Anzeichen an sich bemerkt haben oder dem Arzt schon zu Beginn der Untersuchung wichtige Informationen geben können, wie beispielsweise über eine Lebensmittelunverträglichkeit, haben Sie schon einen oder zwei Schritte gespart und können auf diese Weise vielleicht schneller an eine Diagnose gelangen. Ich möchte Sie nicht entmutigen. Es lohnt sich, den ganzen Weg zu gehen und durchzuhalten, auch wenn es manchmal vielleicht sehr schwer werden kann, geduldig zu bleiben.

Wie bei allen anderen Krankheiten wird vor jeder physischen Untersuchung eine gründliche Anamnese vorgenommen. Hierbei stellt der Arzt Ihnen verschiedene Fragen, deren Antworten möglicherweise vor spezifischeren Untersuchungen geklärt werden müssen. Um die Colitis ulcerosa zu diagnostizieren, ist es dabei wichtig, dass der Arzt erfährt,

- ob Sie zu Lebensmittelunverträglichkeiten neigen/Lebensmittelunverträglichkeiten oder Allergien bekannt sind.
- welcher Art, Dauer und welchem Umfang Ihre Symptome sind.
- ob Sic kürzlich im Ausland gewesen sind, besonders in Ländern mit schlechter Trinkwasserqualität oder hohem Risiko für Magen-Darm-Erkrankungen.
- ob Sie kürzlich im Allgemeinen mit ansteckenden Magen-Darm-Erkrankungen in Berührung gekommen sind oder sein könnten.

- welche Medikamente Sie derzeit einnehmen.
- ob in Ihrer Familie eine Vorgeschichte bezüglich chronisch-entzündlicher Magen-Darm-Erkrankungen vorliegt.
- wie es um Ihren Impfschutz steht.
- ob Sie rauchen oder mit Rauchern zusammenleben.
- welche Symptome Sie unabhängig von Verdauungsstörungen haben, beispielsweise Beschwerden im Bereich des Mundes, der Speiseröhre oder an anderen Stellen des Verdauungssystems (Sodbrennen usw.).

Die Klärung dieser Fragen ist wichtig, um eine Fehldiagnose zu vermeiden. Das menschliche Verdauungssystem ist lang, arbeitet mit allen anderen Organen eng zusammen und wird von diesen beeinflusst und andersherum. Daher müssen vorerst bakterielle, virale und parasitäre Einflüsse ausgeschlossen werden. Auch kann es sein, dass Sie vor weiteren Untersuchungen für einige Tage oder Wochen ein Ernährungstagebuch führen sollen, um Lebensmittelunverträglichkeiten wie Laktoseintoleranz oder Zöliakie auszuschließen. In dieses Buch tragen Sie dann nicht nur Ihre Ernährung im Detail, sondern auch Ihre Toilettenbesuche und wie es sich mit Stuhlgang und Urin verhalten hat ein.

Jeder zweite an Colitis ulcerosa Erkrankte benötigt zur Behandlung eine starke Medikation, um seine Lebensqualität so gut wie möglich zu erhalten. Daher wird zusätzlich überprüft, wie derzeit Ihr Impfstatus ist. Häufig ist die Einnahme von Immunsuppressiva notwendig, sodass Sie bei mangelndem Impfschutz besonders gefährdet sind, an schlimmen Infektionen wie Polio und anderem zu erkranken. Dementsprechend ist es ebenfalls möglich, dass Ihre Behandlung erst nach einer Auffrischung Ihres Impfschutzes beginnen kann.

Ihre Vorgeschichte bezüglich Operationen kann ebenfalls einen wichtigen Teil der Anamnese ausmachen. So besteht der Verdacht, dass die Entfernung des Blinddarms, besonders, wenn diese aus der Notwendigkeit heraus bereits in jungen Jahren stattfand, den Verlauf der Colitis ulcerosa mildert oder einen Ausbruch sogar verhindern kann. Leider gibt es hierzu keine ausreichenden Forschungen, dennoch konnte beobachtet werden, dass diese Annahme wahrscheinlich ist.

Außerdem steht es außer Frage, dass bei ehemaligen Rauchern der Krankheitsverlauf intensiver ist als bei Nichtrauchern. Daher erscheint auch diese Frage im Fragenkatalog zur Untersuchung. Andere Symptome, wie beispielsweise Gewichtsreduktion, Veränderungen des Hautbildes, Gelenkbeschwerden und so weiter, können weitere Hinweise sein und werden daher auch abgefragt und überprüft. Bei Minderjährigen werden zusätzlich der allgemeine Entwicklungsstand, das Wachstum und Gewicht überprüft, um Schäden bei der Entwicklung zu erkennen, die beispielsweise auf Mangelerscheinungen wegen starker Durchfälle zurückzuführen sind.

Meist werden Sie jedoch gleich einer Blutuntersuchung unterzogen, wobei ich das Ernährungstagebuch ohnehin empfehlen würde, schon allein, damit Sie schon in diesem frühen Stadium der Diagnose feststellen, welche Nahrungsmittel Ihnen guttun und welche Ihren Darm zusätzlich belasten. Dabei muss es sich nicht einmal um eine Unverträglichkeit oder eine Allergie handeln, es kann auch sein, dass Ihre Verdauung im gereizten Zustand besonders heftig auf fettige Nahrung reagiert oder auf rohes Gemüse. Sofern Sie darüber bereits Bescheid wissen, können Sie gleich anfangen, diese Dinge auszulassen, wenn Sie einen Schub befürchten oder einen solchen bereits haben. Dennoch soll die Blutuntersuchung Aufschluss über Ihre Entzündungswerte und mögliche Mangelzustände geben. Auch eine Blutarmut, eine Anämie und eine Fehlfunktion der Leber oder Niere können auf diese Weise festgestellt werden.

Weiterhin werden Sie auf physische Blessuren in Magen-Darm-Bereich untersucht. Hierbei soll festgestellt werden, ob Sie beispielsweise extraintestinale Manifestationen im Mund- oder Augenbereich aufweisen oder ob sich schon Fisteln und Abszesse gebildet haben; die Entzündungswerte im Blut könnten immerhin auf jede Entzündung und Infektion aufmerksam machen, also auch auf einen Abszess oder eine Angina. Um außerdem eine bakterielle oder virale Infektion auszuschließen, wird eine Stuhlprobe verlangt, die dann auf derartige Hinweise und Parasiten untersucht wird. Auch konnten Forscher bereits feststellen, dass ein Marker im Stuhlgang, das Calprotectin, auf einen angehenden oder akuten Schub einer Darmentzündung hinweist. Zwar ist dieser Marker kein Alleinstellungsmerkmal einer chronisch entzündlichen Darmerkrankung, allerdings kann bei Erhöhung dieses Wertes ein Reizdarmsyndrom ausgeschlossen werden.

Zusätzlich zu einer körperlichen Untersuchung und den Laborwerten werden bildgebende Verfahren notwendig sein. Hierbei werden meist Ultraschallaufnahmen gemacht, die verhältnismäßig schnell gesichtet und ausgewertet werden können, andere Untersuchungen dauern etwas länger. Hierzu zählen beispielsweise die Röntgenbilder und auch die Computertomografie und die Magnetresonanztomografie. Sollten sich bezüglich Ihrer Knochen bereits Beschwerden ergeben, können zusätzliche, aufwendigere Röntgenverfahren notwendig sein, um die Knochendichte zu ermitteln und auf Osteoporose zu prüfen. Das wohl unangenehmste Verfahren wird die Darmspiegelung sein. Diese wird Aufschluss über die Verletzungen Ihrer Darmschleimhaut geben und zeigen, ob es sich um Geschwüre handelt oder um anderweitige Verletzungen, außerdem kann der Arzt dabei sehen, wie weit die Entzündungen gegebenenfalls fortgeschritten sind. Auch ist es ratsam, diese Prozedur sowie die Blut- und Stuhluntersuchung jährlich zu wiederholen. Auf diese Weise kann der Krankheitsverlauf besser beobachtet und eventuell können operative Maßnahmen schneller eingeleitet werden. Ebenfalls ist eine Darmspiegelung auch eine Möglichkeit, um minimalinvasive Eingriffe vorzunehmen, beispielsweise, um kleine Verdickungen der Darmwand zu beheben. Mit solch kleinen Eingriffen ist es möglich, dass Sie nicht für eine große Operation mehrere Tage ausfallen und es lassen sich größere Schmerzen verhindern, indem bereits früh bei einer Stenose eingegriffen wird.

Nachdem nun all diese Fragen geklärt sind, infektiöse Darm-Erkrankungen und Lebensmittelunverträglichkeiten sowie medikamentöse Ursachen ausgeschlossen sind, erfolgt die weitere Untersuchung durch den Arzt. In den meisten Fällen findet der erste Teil bei Ihrem Allgemeinmediziner statt, allerdings kann es auch sein, dass dieser Sie bei längeren Beschwerden bereits an einen Internisten oder Gastroenterologen überwiesen hat.

Sobald die mündliche Anamnese abgeschlossen ist und Abtastungen erfolgten, können Sie sich auf eine Koloskopie, also eine Darmspiegelung, einstellen. Diese ist notwendig, um das Ausmaß der Schäden zu klären und eventuell vorhandene Karzinome, besser bekannt als bösartige Geschwülste, auszuschließen oder schnellstmöglich zu erkennen. Führt diese Untersuchung nicht zu einer eindeutigen Diagnose, kann binnen 6 Monaten eine weitere Untersuchung angeordnet werden, um Veränderungen des Verdauungstraktes im Verlauf beobachten zu können.

Zusätzlich ist es ratsam, ein großes Blutbild zu erstellen. Damit werden nicht nur eventuelle Entzündungswerte festgestellt, sondern auch Mangelerscheinungen, die durch die fehlerhafte Verdauung auftreten und mögliche Nachwirkungen mit sich bringen können. Nur mit einer derart umfassenden Untersuchung kann Ihr Arzt genau feststellen, ob es sich um Colitis ulcerosa handelt, welche Form der Erkrankung bei Ihnen im Detail vorliegt und welche Folgeschäden möglicherweise schon in Erscheinung getreten sind. Die Colitis ulcerosa ist nicht durch eine Untersuchung festzustellen, da die Ergebnisse einer einzelnen Untersuchung ebenso auf zahlreiche andere Erkrankungen hinweisen können. Nur ein Gesamtbild aus Fragenkatalog, bildgebenden Verfahren, Blutuntersuchung und Gewebeprüfung mittels Darmspiegelung kann die Diagnose bestätigen. Eine erneute Untersuchung wird dann notwendig, wenn die Ergebnisse beispielsweise wegen eines Schubes nicht eindeutig sind. Mit diesem klaren Bild kann Ihr behandelnder Arzt mit Ihnen gemeinsam einen Behandlungsplan erarbeiten, der Ihren Alltag wieder problemfrei ermöglicht.

Während Ihrer Behandlung kann es notwendig sein, die Untersuchungen wiederholt vorzunehmen. Diverse Patienten werden innerhalb der ersten fünf Jahre nach der ersten Diagnose umgestuft auf Morbus Crohn, auch kann oftmals keine differenzierte Diagnose stattfinden, sodass Sie dann eine Diagnose auf beispielsweise „Sonstige Colitis ulcerosa" (ICD-10 K51.8), „Colitis ulcerosa, nicht näher bezeichnet" (ICD-10 K51.9) oder entsprechende Alternativen für Morbus Crohn erhalten.

WIE WIRD COLITIS ULCEROSA IM REGELFALL BEHANDELT?

Wie zu Beginn des Kapitels erwähnt, kann die Colitis ulcerosa in 9 Arten untergliedert werden (ICD K51.0 bis K51.9). Hierbei entscheidet die genaue Art der Erkrankung mitunter über die Art der Behandlung. Bei einer Proktitis (K51.2) ist die Colitis ulcerosa einzig auf das Rektum begrenzt, wodurch meist ausschließlich mit Zäpfchen, im Fachjargon Suppositorium, gearbeitet wird. Diese wirken direkt an Ort und Stelle, es sind weder Infusionen noch sonstige Medikationen notwendig. Hat sich die Colitis bereits auf die linke Seite des Darms ausgeweitet, versucht man, einem akuten Schub mithilfe von Schaum und Einläufen zu begegnen, die totale Colitis hingegen verlangt meist die Einnahme von Medikamenten, oftmals auch außerhalb eines akuten Schubes. Auch kann eine Kombination verschiedener Medikamente notwendig sein, um die akuten Symptome zu bekämpfen. Hierbei kommen in erste Linie Steroide zum Einsatz, die sowohl für eine orale Medikation als auch für Einläufe oder Zäpfchen gut geeignet sind. Ist die Einnahme dieser Steroide dem Patienten nicht möglich oder zeigt sie sich als nicht wirksam, werden andere Medikamente gewählt, so zum Beispiel Immunsuppressiva. Allerdings sind bei der Einnahme von Immunsuppressive zahlreiche Nebenwirkungen zu beachten, zum Beispiel die erhöhte Anfälligkeit für Infektionen, da das

Immunsystem mithilfe dieser Medikamente weitestgehend außer Betrieb gesetzt wird.

In besonders schweren Fällen ist ein Krankenhausaufenthalt unumgänglich, wenn beispielsweise die Gefahr auf eine Anämie besteht oder der Flüssigkeitsverlust durch zahlreiche Stuhlgänge zu hoch ist. Auch andauernd hohes Fieber ist unbedingt unter ärztliche Aufsicht zu stellen. In manchen – den besonders schweren – Fällen kann auch bei einem akuten Schub bereits früh eine Operation mit der Entfernung eines Darmabschnitts notwendig werden. Zwar ist durch eine derartige Operation keine Heilung gewährleistet, da die Autoimmunerkrankung weiterhin besteht, allerdings kann auf diese Weise die lebensbedrohliche Lage beendet werden.

Nichtsdestotrotz sind die Möglichkeiten der Behandlung zahlreich, denn jede Therapie muss individuell auf den Patienten und sein Leben abgestimmt sein. Es ist beinahe unmöglich, ein Kind, eine Schwangere und einen Mann mittleren Alters gleichermaßen zu behandeln, da die Lebensumstände, die Krankengeschichte, die Ausmaße der Colitis ulcerosa, Nebenerkrankungen und die Bedürfnisse der Menschen gänzlich unterschiedlich sind. So gibt es für Colitis ulcerosa Leitlinien, die alle paar Jahre überarbeitet werden, manchmal sogar früher, als es ursprünglich angedacht war, weil sich neue Ergebnisse präsentieren. Außerdem gibt es verschiedene Ansätze für die unterschiedlichen Phasen der Erkrankung. Ziel jeder Therapie ist es jedoch in erster Linie, einen akuten Schub zu beenden, und in zweiter Linie, die Remissionsphase aufrechtzuerhalten, um die Lebensqualität des Patienten zu gewährleisten. Im dritten Schritt gilt es, Begleiterkrankungen zu identifizieren und zu behandeln, sodass beispielsweise Leber und Galle, aber auch Knochen und Schleimhäute anderer Bereiche nicht durch die Colitis ulcerosa geschädigt werden. Ebenso gilt es, die Medikation so einzusetzen, dass durch die Nebenwirkungen keine weiteren Risiken entstehen oder diese möglichst gering gehalten werden, ebenso wie die Vorbeugung gegen derartige Nebenwirkungen und

Begleiterkrankungen. Zu guter Letzt gilt es, weitere Maßnahmen zur Genesung des Patienten einzuleiten. Da auch die Psyche und der Selbstwert enorm unter einer derartigen Erkrankung leiden können und die Nährstoffe möglicherweise nicht mehr ausreichend in den Körper gelangen, werden hierbei Ernährungspläne, psychologische Unterstützung oder Schmerztherapie angewandt.

WELCHE MÖGLICHKEITEN ZUR BEHANDLUNG HABE ICH?

Jeder gute Arzt wird Ihnen die möglichen Behandlungsmethoden und die dazugehörigen Chancen und Risiken aufzeigen. Dennoch ist es möglich, dass auch diesem etwas entfällt oder er sich aus verschiedenen Gründen nur auf Möglichkeiten bezieht, die er als sinnvoll erachtet. Sicherlich denkt er dabei an die gängigen Methoden und die, die er als wirksam kennt. Dennoch ist es möglich, dass einige Methoden fehlen, die Sie ausprobieren möchten und die auch bei Ihnen Wirkung zeigen können.

In schweren Fällen ist eine Langzeittherapie notwendig, um die Remission aufrechtzuerhalten. So gibt es Patienten, die lebenslang nicht ohne Medikamente auskommen. In derartigen Fällen haben Sie leider kaum eine andere Wahl, wobei vielleicht eine operative Entfernung des Dickdarms als Alternative gelten könnte, jedoch sind Sie auch da von immensen Einschränkungen und anderen Medikationen abhängig. Andererseits sind derartig schwere Verläufe sehr selten, sodass Sie eher auf einen guten Verlauf und lange Remissionsphasen hoffen können. Damit Sie jedoch unabhängig davon auch ein wenig Vorkenntnisse haben, welche Möglichkeiten Ihnen in der Schulmedizin offen stehen, kommen nachfolgend einige Informationen zu den gängigen Therapien:

Steroide

Von der steroidalen Therapie haben Sie bereits gehört, aber was beinhaltet das? Oftmals sind Steroide noch mit Bildern von übermäßig trainierten Athleten und Muskelmännern verbunden, die von Wettbewerben ausgeschlossen sind. Das ist damit jedoch nicht gemeint. Die Bezeichnung Steroide ist sehr breit gefächert und beinhaltet neben den illegalen Substanzen für sportliche Wettbewerbe auch Kortison und Glukokortide. Es handelt sich hierbei um Hormone, die in vielerlei Bereichen eingesetzt werden; Kortison sollte Ihnen dabei bereits einmal zu Gehör gekommen sein. Dennoch gibt es Gründe, warum man vor der Einnahme derartiger Substanzen über deren Wirkungsweise informiert sein sollte.

Steroide sind in den meisten Fällen sehr wirksam, sollten jedoch keinesfalls über einen längeren Zeitraum oder zu hoch dosiert eingenommen werden, da es hierdurch zu Langzeitschäden kommen kann. Sollten Sie eine solche Medikation erhalten, wird Ihr Arzt darauf achten, dass die regelmäßige Überwachung Ihrer Blutwerte, des Blutdrucks und anderer Vitalfunktionen durchgeführt wird, um Ihrem Körper mit den Substanzen keinen Schaden zuzufügen. Weiterhin werden Sie bei der Einnahme von Steroiden zusätzliche Nahrungsergänzungsmittel erhalten, um Mangelerscheinungen wie Kalzium- oder Vitamin D-Mangel vorzubeugen, ebenso, wie Ihre Augen auch untersucht werden müssen, da sich die Einnahme von Steroiden auch auf Ihre Sehkraft auswirken kann. Zusätzlich werden Sie mit Nebenwirkungen bezüglich Ihres Hautbildes und Ihres Gewichts zu rechnen haben. Bei der Einnahme von Steroiden nimmt man meist an Gewicht zu, es kommt zu vermehrten Hautunreinheiten und möglicherweise zu Dehnungsstreifen oder sehr dünner Haut. Andere Nebenwirkungen sind erhöhter Blutdruck oder Diabetes, weshalb Ihre Werte regelmäßig geprüft werden sollten. Auch emotional kann die Einnahme dieser Mittel sehr belastend sein, so erhöht sich erwiesenermaßen das Risiko auf negative Stimmung und Depressionen. Es ist daher besonders darauf zu achten, dass Sie derartigen Nebenwirkung nicht nur mit der Überwachung

Ihrer Werte, sondern auch mit mäßiger Bewegung und guter Ernährung entgegenwirken. Außerdem sollten Sie jede Nebenwirkung Ihrem Arzt melden, damit dieser im Zweifel Gegenmaßnahmen ergreifen oder die Medikation ändern kann.

Besonders beachten sollten Sie in jedem Fall, dass Sie Steroide nur nach Absprache mit Ihrem Arzt und langsam absetzen sollten, da durch die Einnahme dieser Hormone Ihre Nebennieren mit der eigenen Produktion beinahe aufgehört haben. Damit die körpereigene Produktion wieder zur alten Leistung kommen kann, müssen die Steroide dementsprechend langsam abgesetzt werden. Kommt es wegen eines langen Schubes zu einer andauernden Einnahme von Steroiden über einen längeren Zeitraum, kann auch eine Abhängigkeit des Körpers von diesen Medikamenten erfolgen. Somit wäre der Körper ab einer kleineren Dosis nicht mehr dazu in der Lage, einen weiteren Schub anzuwenden und das eigentliche Ziel der Einnahme wäre ins Gegenteil verkehrt. In derartigen Fällen werden zusätzlich andere Medikamente verabreicht, bis das Steroid-Präparat ausgeschlichen ist, um dann mithilfe der anderen Medikation ein Ende der Einnahme zu erreichen.

Trotz all dieser Gegenanzeigen und starken Nebenwirkungen sind Steroide wie Kortison weiterhin die meisteingesetzten Mittel gegen den akuten Schub einer Colitis ulcerosa. In den meisten Fällen kommt es kaum zu schlimmen Nebenwirkungen und die Einnahme verursacht nur wenige Beschwerden, sodass ein akuter Schub schnell in den Griff zu bekommen ist. Dennoch gibt es andere Medikationen, die ich Ihnen nicht vorenthalten möchte.

5-ASA

Eine kürzere Liste an Nebenwirkungen haben die Aminosalicylate, auch bekannt als 5-ASA (5-Aminosalicylsäure). Die hierzu gehörigen Medikamente, wie beispielsweise Azulfidine®, Salofalk® oder Dipentum®, werden in säureresistenter Form verabreicht oder als Einlauf oder Zäpfchen mitgegeben, um direkt am Entzündungsherd zu wirken, da die Wirkstoffe nicht ohne Hilfe durch die Magensäure kommen. Dennoch eignen sich diese Mittel auch für eine Langzeittherapie, ohne dass eine Abhängigkeit oder eine Resistenz gebildet wird. Die Stoffe wirken entzündungshemmend und unterstützen somit eher den Körper, als die Steroide es tun. Zu den gängigen Nebenwirkungen gehören Übelkeit, negative Veränderung des Hautbildes und der Nierenwerte, Haarausfall sowie eine verminderte Spermienproduktion.

Immunsuppressiva

Eine weitere medikamentöse Therapie ist die Behandlung mit Immunsuppressiva. Diese Medikamente unterdrücken die Immunreaktion des Körpers, wodurch die Schübe gleichermaßen verhindert werden sollen, da bei fehlender Immunreaktion der Körper nicht seine eigenen Zellen angreifen kann. Besonders wichtig hierbei ist jedoch, dass das gesamte Immunsystem behindert wird und somit auch schädliche Keime nicht mehr angegriffen werden. Das Risiko anderer Infektion steigt somit drastisch an. Die Wirkungsweise der Medikamente, in Europa meist das Präparat Azathioprin, unterdrückt die Bildung der T-Zellen, wodurch es zu einer Senkung der weißen Blutkörperchen kommt. Die Einnahme eignet sich nicht für einen akuten Schub, da die Dauer der Wirkung erst nach bis zu einem viertel Jahr einsetzt. Dennoch empfiehlt es sich, besonders bei wiederkehrenden Schüben innerhalb kurzer Zeiträume, die Einnahme solcher Medikamente in Betracht zu ziehen. Der Grund: Immunsuppressiva können durch ihre Wirkungskraft eine Remission aufrechterhalten, sodass Sie lange Zeit Ruhe vor der Colitis ulcerosa haben. Nichtsdestotrotz gibt es auch hier neben der erhöhten Infektionsanfälligkeit Nebenwirkungen, die Sie kennen sollten: Jeder Zehnte leidet durch die Einnahme der Medikamente an Übelkeit, außerdem kann eine Überempfindlichkeit gegenüber Berührungen und Sonneneinstrahlung die Folge sein.

Es ist ratsam, auf eine orale Einnahme der Medikamente zu bestehen, auch wenn man Ihnen anbietet, alle 2 Monate einen Tropf mit Methotrexat, einem weiteren Immunsuppressivum, zu erhalten. Einerseits kann der Weg zum Tropf sehr lang sein, da dieser nicht überall erhältlich ist, sodass Sie in regelmäßigen Abständen mehrere Stunden auf der Arbeit oder Zuhause fehlen würden, weiterhin ist der Tropf erbgutschädigend, sodass Sie auch noch ein halbes Jahr nach der letzten Infusion Ihre Familienplanung nicht vorantreiben können. Zusätzlich ist bei einer dauerhaften Einnahme immunsuppressiver Medikamente das Risiko auf Krebserkrankungen minimal erhöht, was sich besonders bei älteren Patienten bemerkbar macht, allerdings kann nicht vollständig ausgeschlossen werden, dass dieses erhöhte Risiko nicht doch auf die ständig erhöhten Entzündungswerte durch die Colitis ulcerosa verursacht wird.

Insbesondere für die Therapie mit Immunsuppressiva ist die Frage nach Ihrem Impfschutz wichtig. Ihnen sollte diesbezüglich bewusst sein, dass ein Teil der Impfungen während einer Therapie mit derartigen Medikamenten nicht möglich ist. Zu diesen unmöglichen Impfungen gehören Mumps, Masern, Röteln und Gürtelrose/Windpocken (Varizellen), die zu den Lebendimpfungen gehören. Hierbei werden minimale Teile lebender Zellen injiziert, um im Körper eine Immunreaktion auszulösen, welche die entsprechenden Antikörper bildet. Bei einem unterdrückten Immunsystem könnte es jedoch zu einem Ausbruch der geimpften Erkrankung kommen, weshalb diese Impfungen nicht während einer derartigen Therapie durchgeführt werden können. Sollten Sie daher eine immunsuppressive Therapie in Betracht ziehen, achten Sie darauf, dass diese Impfungen wenigstens 3 Monate vor Therapiebeginn gemacht werden sollten. Außerdem ist die übliche Dauer solch einer Therapie im Durchschnitt bei 4 Jahren angesetzt, daher können Sie, sollte Ihr Impfschutz nicht ausreichend sein, auch einige Auslandsreisen während dieser Zeit nicht durchführen. Andere Impfungen können auch während einer immunsuppressiven Therapie durchgeführt werden.

Nach Ablauf dieser 4 Jahresfrist wird üblicherweise durch ein Absetzen der Medikamente geprüft, ob eine Besserung der Erkrankung eingetreten ist. Dies hat zum einen den Grund, dass die Lebensqualität des Patienten bei täglicher Einnahme von Medikamenten ebenfalls beeinträchtigt ist, andererseits können innerhalb einer Einnahmepause auch die notwendigen Impfungen wieder aufgefrischt werden. Ebenfalls kann es zu einer Abänderung der Dauer kommen, wenn sich Ihre Lebensumstände ändern und Sie beispielsweise eine Familie planen oder Ähnliches.

TNF-alpha-Antikörper

TNF-alpha ist ein Zytokin, das Sie sich wie ein Lockmittel oder einen Verkehrspolizisten vorstellen können. Kommt es zu einer Entzündung, organisiert dieser Stoff im Körper den Einsatz der Immunzellen, um der Entzündung entgegenzuwirken. Eigentlich ist dieser Stoff sehr wichtig, allerdings trägt er bei Colitis ulcerosa dazu bei, dass die Entzündung andauert, da er die Zellen anlockt und koordiniert, die schließlich die körpereigene Schutzflora der Darmwände angreifen. Somit ist ein Blocker dieses Zytokins sinnvoll, da es bei einer chronisch-entzündlichen Erkrankung wie der Colitis ulcerosa nicht von allein abgebaut wird und somit die Immunreaktion negativ in die Länge zieht.

Bei diesen Antikörpern handelt es sich um sogenannte Biologics. Dies sind synthetisch hergestellte Proteine, welche die körpereigenen Proteine außer Kraft setzen sollen. Bisher ist es nur möglich, diese subkutan mittels einer Spritze oder via Infusion in den Körper zu bringen. Die Antikörper setzen sich schließlich an die Rezeptoren des TNF-alpha und blockieren somit dessen Fähigkeit, sich weiterhin an der Entzündungsreaktion zu beteiligen.

Der Einsatz solcher Antikörper findet während eines akuten Schubes statt und kann die Entzündungsreaktion vollständig stoppen, sodass die

Colitis ulcerosa für den Moment in Remission gehen kann. Eine Besserung der Symptome tritt bei Patienten meist nach zwei oder drei Tagen ein. Oftmals wird die Infusion nach einigen Wochen wiederholt, in akuten Phasen das erste Mal nach zwei und dann wieder nach sechs Wochen, für eine Langzeittherapie kann auch ein Zwei-Monatszyklus angesetzt werden.

Die Therapieform ist recht neu und entsprechend teuer. Bisher gibt es in Deutschland zwei Medikamente, die zum Einsatz kommen. Hierbei handelt es sich um Infliximab und Adalimumab. Der Unterschied zwischen den beiden Substanzen ist, dass Infliximab zu 25 % aus veränderten Genen von Mäusen besteht, was bei einigen Patienten zu allergischen Reaktionen führen kann. Adalimumab besteht vollständig aus menschlichen Antikörpern, wobei Sie wissen sollten, dass es geklonte und biotechnologisch hergestellte Antikörper sind. Da diese Stoffe einfach unter die Haut gespritzt werden können, ist es auch möglich, die Therapie selbst Zuhause oder auch im Urlaub vorzunehmen.

So gut das klingt, gibt es leider Auflagen für den Einsatz dieser Medikamente, da die Therapie mit beiden Substanzen zwischen 900 und 2400 Euro je Injektion kostet. Dementsprechend ist eine Therapie mit diesen Mitteln erst dann zugelassen, wenn die Einnahme von Steroiden aus Gründen einer allergischen Reaktion oder bereits schweren Nebenwirkungen nicht möglich ist und eine Behandlung mit Immunsuppressiva ebenfalls nicht anschlägt oder bereits schwere Nebenwirkungen hervorgerufen hat. Zusätzlich ist eine Therapie mit TNF-alpha-Antikörpern nur möglich, wenn Sie bei einem Tuberkulose-Screening das Fehlen einer latenten Tuberkel-Infektion festgestellt wurde. Glücklicherweise sind unsere Körper mittlerweile gegen Tuberkulose weitestgehend geschützt, dennoch ist es möglich, dass Sie den Erreger mit sich tragen. Sollte dies der Fall sein, ist eine Behandlung mit den Antikörpern nicht möglich, da die Infektion bei Außerkraftsetzen der TNF-alpha nicht mehr von Ihrem Körper unter Kontrolle gebracht werden kann. Somit wäre eine Nebenwirkung, dass bei

Ihnen Tuberkulose ausbricht, was teils zu tödlichen Verläufen führen kann. Dennoch kann eine Behandlung mit beispielsweise Isoniazid für etwa ein dreiviertel Jahr als Prophylaxe helfen, damit Sie doch diese Antikörpertherapie machen können. Weiterhin müssen Sie mit Reizreaktionen an den Einstichstellen rechnen, außerdem kann es zu Atemnot und Herzbeschwerden kommen, wenn Sie eine Therapie mit den Antikörpern erhalten.

Operationen

Zusätzliche zum Einsatz von Medikamenten, in manchen Fällen auch als Alternative, können operative Eingriffe eine große Hilfe sein – besonders in Fällen, in denen keines der Medikamente eingenommen werden kann oder ausreichende Wirkung zeigt oder falls es zu ständigen, schweren Schüben kommt, welche das Leben des Patienten bedrohen, ebenso, wenn diese Bedrohung durch bereits böse Geschwüre gegeben ist. In einem derartigen Fall kommt es zu einer Entfernung des gesamten Dickdarms, was in der medizinischen Welt als Heilung der Colitis ulcerosa gilt. Dennoch ist damit nicht gesagt, dass durch die genetische Veränderung und die Veranlagung zu chronisch-entzündlichen Darmerkrankungen nicht doch Morbus Crohn in Erscheinung tritt. Dennoch ist die Entfernung des Dickdarms, Proktokolektomie, heutzutage nicht mehr zwingend mit einem künstlichen Darmausgang verbunden, es kann auch ein sogenannter Pouch gesetzt werden. Der Pouch übernimmt bei einer derartigen Operation die Funktion der Kontinenz. Das bedeutet, es wird meist aus dem Dünndarm eine Schlinge gebildet, die, ähnlich einem J geformt, den Speisebrei zurückhält, sodass ein verhältnismäßig normaler Turnus beim Stuhlgang möglich ist. Der entfernte Dickdarm wird bei diesem Eingriff insofern ersetzt, als dass der Dünndarm direkt über den Pouch an den Af ter angeschlossen wird. Dabei kann es bis zu einem Jahr dauern, bis der Körper sich auf die neue Situation eingestellt hat, und für die erste Zeit nach der Operation ist ein künstlicher Darmausgang notwendig, um dem Köper die Zeit zur Heilung der Operationsnähte zu geben. Viele Patienten finden trotz der langen Eingewöhnungszeit diesen Eingriff besser und erhalten sich mehr Lebensqualität, als es mit einem Stoma, also einem künstlichen Darmausgang, der Fall wäre. Dennoch bleiben die Begleiterkrankungen wie Gelenkschmerzen, Entzündungen der Binde- oder Mundschleimhaut usw. auch nach der operativen Entfernung des Corpus Delicti weiterhin bestehen. Allerdings können Sie ohne die Bauchschmerzen und die Unannehmlichkeiten durch ständigen Durchfall auskommen. Wichtig ist nur, dass Sie auch nach der Operation weiterhin viel trinken und auf Mangelerscheinungen achten, da Ihr Dickdarm nun gar kein Wasser und keine Nährstoffe mehr aus dem Speisebrei aufnehmen kann. Dauerhaften Erfolg können sich etwa 50 – 70 % der Operierten versprechen, bei den restlichen Personen kommt es binnen 24 Monaten nach der Operation zu Komplikationen, wobei die sogenannte Pouchitis die häufigste ist. Hierbei handelt es sich um eine Entzündung des Pouch-Gewebes, deren Ursachen bisher noch diskutiert werden, es bleibt also unklar, ob es eine Fortsetzung der Colitis ulcerosa ist, ob es sich wegen des schwerer transportablen Stuhls entzündet oder ob es andere Ursachen hat. Im Falle zu vieler Komplikationen bleibt am Ende nur der Weg über den künstlichen Darmausgang. Dennoch sollten Sie, zumindest die Damen, erst zu einer derartigen Maßnahme greifen, wenn Sie keine Schwangerschaft mehr in Betracht ziehen, da ein erhöhtes Risiko der Unfruchtbarkeit nach der Proktokolektomie besteht.

Eine Alternative zu der Entfernung ist ein vorübergehendes Stoma, also ein zeitlich begrenzter, künstlicher Darmausgang. Dieser entlastet den Dickdarm und kann somit zu einem Abklingen der Symptome und einer Entlastung durch die Schmerzen und den Durchfall erfolgen. Für viele Patienten mit stetig wiederkehrenden Schüben ist dies eine gute Alternative, falls beispielsweise noch Kinder gewünscht sind, die Medikamente nicht anschlagen oder eine Entfernung des Dickdarms noch nicht entschieden werden soll.

Bevor jedoch zu solchen Maßnahmen gegriffen wird, gibt es noch kleinere, minimalinvasive Eingriffe, die Ihnen Linderung versprechen. Beispielsweise kann mittels einer Darmspiegelung das eine oder andere Geschwür geschlossen werden. Dies gilt besonders bei wenigen offenen Stellen. Somit wird zumindest die Blutung unterdrückt und es kommt zu einer Besserung des allgemeinen Wohlbefindens. Auch können solche oder andere kleinere Operationen helfen, die verdickten Stellen Ihres Darms durch Abtragen des überschüssigen Bindegewebes wieder zu erweitern. Derartige Eingriffe können jedoch nur bei geringen Ausmaßen stattfinden, da beispielsweise bei einer Darmspiegelung nur eine geringe Anzahl an Geschwüren geschlossen werden kann.

WIE FINDE ICH FÜR MICH DIE RICHTIGE THERAPIEFORM?

Sie haben nun die schulmedizinischen Behandlungsmöglichkeiten kennengelernt. Bedauerlicherweise ist keine davon ohne größere Nebenwirkungen oder Einwirkungen auf Ihren Alltag durchführbar. Dennoch bieten sich Ihnen mit diesen Optionen verschiedene Möglichkeiten. Von Vorteil ist, wenn Sie „nur" eine leichte Colitis ulcerosa haben, da Sie dann meist bei akuten Phasen nur mit Einlauf oder Zäpfchen arbeiten müssen, sich aber nicht um orale Einnahme oder Injektionen zu kümmern brauchen. Auch operative Eingriffe, egal, ob große oder kleine, sind dann meist unnötig. Sofern Sie jedoch schwerer betroffen sind, sollten Sie sich gemeinsam mit Ihrem behandelnden Arzt Gedanken darüber machen, welche der Therapieformen für Sie infrage kommt. Auch kann es sein, dass Ihre Schübe so akut sind, dass Sie kaum noch Entscheidungsgewalt haben, wenn Sie beispielsweise an sehr hohem Blutverlust und infolgedessen an einer Anämie leiden.

Sie können sich jedoch, bevor Sie sich für eine Behandlungsform entscheiden, auch mit den alternativen Methoden auseinandersetzen, um eventuell auf diese Weise eine Linderung der Krankheit herbeizuführen. Somit stünden Ihnen unter Umständen wieder mehrere Möglichkeiten der schulmedizinischen Behandlung offen. Allerdings können die alternativen Behandlungen bisher nur als unterstützende Methoden empfohlen werden, weshalb Sie in mittleren bis schweren Fällen nicht auf die Möglichkeiten der Schulmedizin verzichten sollten.

Es empfiehlt sich, zu Beginn mit wenig Kortison oder einem andere steroidalen Präparat zu arbeiten, wenn akute Phasen sind. Sollte diese Medikation bereits anschlagen, brauchen Sie sich mit den anderen Mitteln der allgemeinen Medizin nicht weiter zu beschäftigen. Zwar lesen sich die Nebenwirkungen wie ein Albtraum, allerdings treten diese nur dann vermehrt auf, wenn Steroide in hohen Dosen und über einen langen Zeitraum eingenommen werden. Ihr Arzt wird Sie diesbezüglich beraten und darauf Acht geben, dass Ihre Blut-, Leber- und Nierenwerte im Rahmen bleiben.

Colitis ulcerosa verstehen

Theoretisch wäre es von Vorteil, wenn ich Ihnen nun alle begünstigenden Faktoren nennen würde, Sie diese dann umgehen und damit eine Heilung erfolgt – leider ist dies nicht möglich. Dennoch möchte ich Ihnen helfen, Colitis ulcerosa besser zu verstehen, um nicht nur die biologischen Vorgänge in Ihrem Körper nachvollziehen zu können, sondern auch besser zu erkennen, welcher Faktor möglicherweise diesen oder jenen Schub ausgelöst hat. Lassen Sie uns daher erst einmal schauen, was es mit der Autoimmunerkrankung an sich auf sich hat und anschließend, wie sich Immunsystem und Colitis ulcerosa gegenseitig beeinflussen. Mit diesem Verständnis können Sie Ihren Alltag besser meistern und büßen weniger Lebensqualität ein.

COLITIS ULCEROSA – EINE AUTOIMMUNERKRANKUNG

Das Wort „Autoimmunerkrankung“ setzt sich aus dem Fremdwortteil *auto* für selbst und *immun* für unberührt zusammen. Daraus eine Übersetzung herzuleiten, spiegelt nicht die Bedeutung des Wortes wider. Bei einer derartigen Erkrankung greift das Immunsystem den eigenen Körper an.

So, wie das Immunsystem normalerweise fremde Zellen wie Viren und Bakterien angreift und unschädlich macht, beginnt es bei einer Autoimmunerkrankung, die körpereigenen Zellen eines Systems als schädlich einzustufen und diese zu zerstören.

Mittlerweile hat sich herauskristallisiert, dass nahezu alle Autoimmunerkrankungen einer genetischen Veranlagung folgen können, aber nicht müssen. Erkrankungen wie Diabetes, Lupus erythemathodes, Morbus Crohn, das Guillain-Barré-Syndrom, Morbus Basedow, Morbus Bechterew, rheumatoide Arthritis, Zöliakie und Colitis ulcerosa sind die bekanntesten Autoimmunerkrankungen. Bei all diesen Krankheiten werden verschiedene Körperteile oder Zellsysteme vom Körper selbst angegriffen. Zwar gibt es Personen, die behaupten, dass der Körper so gestaltet wäre, dass er sich nicht selbst angreifen könne, aber das hilft den Betroffenen nicht weiter. Bisher konnte die Forschung nicht ergründen, warum der Körper vermeintlich gesunde Zellen des eigenen Systems angreift und vernichtet. Neben der Theorie über die Vererbbarkeit gelten jedoch auch bestimmte negative einschneidende Lebensereignisse wie Traumata, Misshandlungen, Verbrechen, schwere Krankheiten wie Krebs oder Verluste als Auslöser, aber auch die Lebensumstände des Patienten sind immer involviert. So wird der Betroffene bei einer Autoimmunerkrankung immer gebeten, seinen Stress zu reduzieren, auf seine Ernährung zu achten sowie sich mäßig zu bewegen, um den Körper auf diese Weise von Giften, Schadstoffen und Stresshormonen zu entlasten. Auf diese Weise wurde schon vielen Autoimmunkranken Linderung der Symptome verschafft. Leider steht die Heilung für sämtliche Autoimmunerkrankungen bisher aus. Da die Ursachen nicht klar definiert werden können, konnte bisher auch keine Therapie gefunden werden, die eine finale Heilung der Krankheiten verspricht.

Dennoch konnten bei vielen der Krankheiten in den letzten Jahren Fortschritte in der Behandlung gemacht werden, die den Betroffenen einen großen Teil der Lebensqualität zurückgeben. Neben den Schmerzen, die viele der Erkrankten erleiden müssen, ist auch bei jeder Autoimmunerkrankung mit psychischen Einschnitten und einer Beeinträchtigung des alltäglichen Lebens zu rechnen. Durch bessere Aufklärung der Auslöser und bessere Behandlungsmöglichkeiten und Begleittherapien kann mittlerweile allerdings ein Großteil der Erkrankten ein beinahe unbeeinträchtigtes Leben führen.

Beinahe drei Viertel des menschlichen Abwehrsystems befindet sich in den Därmen und deren Schleimhäuten. Aus gutem Grund geht also die Traditionelle Chinesische Medizin (TCM) davon aus, dass ein kranker Darm auch einen kranken Körper verursacht. Ist die Verdauung gestört, kann das Immunsystem nicht vernünftig arbeiten und Schädlinge nicht abwehren. Der Mensch wird krank. Eine derartige Störung des Immunsystems im Darm kann durch Medikamente, Krankheiten oder falsche Ernährung verursacht werden. Hierbei werden die Bakterien, die unsere Darmflora bilden, zerstört und/oder falsch wieder aufgebaut.

Bei Colitis ulcerosa ist der Körper nicht mehr dazu in der Lage, die guten Bakterien der Darmflora von den schlechten Eindringlingen zu unterscheiden – das Immunsystem greift die Zellen der Darmschleimhaut an. Diese werden beschädigt und zerstört, wodurch Risse entstehen. Diese wiederum bilden Angriffsflächen für schädliche Viren, Keime und Bakterien. Bei der Heilung der Risse während der Remission wird vermehrt Bindegewebe gebildet, welches zur Narbenbildung und damit zu einer Verdickung der Darmwand führt. Dieses Narbengewebe wiederum kann der Darmflora nicht ausreichend als Nährboden dienen, da es sich zu sehr von der eigentlichen Schleimhaut unterscheidet und das Gleichgewicht der Darmflora wird mit zunehmender Vernarbung des Dickdarms dauerhaft beeinträchtigt. Glücklicherweise ist die Reaktion des Immunsystems bei Colitis ulcerosa nicht immer so stark. Im Grunde genommen geht jedem akuten Schub eine minimale Infektion durch schädliche Bakterien voraus. Bei einem gesunden Immunsystem erkennt der Körper jedoch, wann diese Entzündung vorbei ist, und setzt entsprechende Botenstoffe frei, um die

Entzündung zu beenden. Im Fall von Colitis ulcerosa ist dies nicht der Fall und Zytokin wie TNF-alpha senden weiterhin die Information über eine Bedrohung der empfindlichen Schleimhaut, wodurch fortwährend Zellen des Immunsystems dorthin transportiert werden und gegen die Zellen vor Ort weiterkämpfen. Da allerdings keine Bedrohung durch schädliche Keime mehr vorhanden ist, bekämpfen die Zellen nun die körpereigenen Keime. Es handelt sich somit um eine Überreaktion des Immunsystems im Dickdarm.

WIE BEEINFLUSST DAS IMMUNSYSTEM COLITIS ULCEROSA UND UMGEKEHRT?

Es ist für Sie nach all den bisherigen Informationen keine große Überraschung, dass das Immunsystem eine große Rolle bei der Krankheit Colitis ulcerosa spielt. Allerdings ist es in diesem Fall nicht ausschließlich der Täter, der nicht weiß, wann eine akute Bedrohung durch Schädlinge beendet ist, sondern es ist ebenso ein Opfer seiner eigenen Autoaggression. Schließlich ist der Darm für 70 % des Immunsystems verantwortlich, da nicht nur die empfindlichen Schleimhäute in etwa einen Tennisplatz abdecken könnten und somit eine immense Angriffsfläche bieten, sondern auch, weil ebenso im Dickdarm noch wichtige Nährstoffe und Flüssigkeit aus den Speisen gezogen werden, die der Körper für eine gute Funktionalität benötigt.

Das Immunsystem wird bereits im Körper der Mutter ausgebildet. Es ist der erste Teil des Immunsystems, das sogenannte ererbte Immunsystem. Anschließend wird ein weiterer Teil des Immunsystems ausgebildet, während das Kind mit Muttermilch gefüttert wird. Auch hier erhält das Immunsystem des Kindes weiterhin wichtige Informationen durch den Körper der Mutter. Erst nach einigen Wochen beginnt das Immunsystem des Kindes, sich selbst weiterzubilden. Dies geschieht, während es über verschiedene Systeme und Organe des Körpers mit unterschiedlichen

Keimen in Kontakt gerät. Hatte die Mutter bereits eine Resistenz gebildet, so hat das Kind diese Resistenz meist geerbt und das Immunsystem kann sich ohne große Anstrengung der Keime entledigen. Hat das Kind die Informationen zur Bekämpfung der Keime noch nicht, wird es sich nun sehr wahrscheinlich eine Infektion holen, vielleicht einen Husten oder eine Mittelohrentzündung. Das Immunsystem erkennt die Erreger und beginnt, diese vorerst unspezifisch zu bekämpfen. Das kann man sich in etwas so vorstellen, als hätte man ein sehr schlecht zugeschnittenes Puzzle vor sich liegen. Der Erreger ist ein Teil des Puzzles, die Zellen der Immunabwehr ein anderes. Beide passen schon irgendwie zusammen, aber noch nicht richtig. Das Immunsystem lernt erst, wie es seine Zellen im Detail bauen muss, um so auf den Erreger zu passen, damit dieser nicht mehr an die Zellen des infizierten Organs andocken kann. Der Körper lernt schnell, sodass das Immunsystem meist binnen weniger Tage ein perfekt passendes Gegenstück zu dem Erreger geformt hat.

Während dieser Zeit gibt es unterschiedliche Arten von Zellen, Proteinen und Stoffen, die sich mit dem Erreger beschäftigen. Es gibt Botenstoffe, die einen Angriff melden, Zellen, die zuerst einschreiten und erste Informationen über den Eindringling melden, und Zellen, die die verstorbenen eigenen und fremden Zellen abtransportieren, die sich um die entstandenen Giftstoffe bei einer Entzündung kümmern, und so weiter. Jedoch beginnt das Immunsystem nicht erst innerhalb des Körpers zu arbeiten, sondern unsere Haut, die Schleimhäute in Mund, Rachen und Nase und die Bindehaut des Auges bilden ebenfalls einen Teil des Immunsystems. Alle Organe und Schleimhäute besitzen eine individuelle Zusammenstellung verschiedener Abwehrmechanismen. Dies beginnt bei einem sauren pH-Wert von Haut, Magensäure und den Schleimhäuten des Intimbereichs und reicht über Barrieren, wie beispielsweise über die Wimpern, Nasen- und Ohrenhaare, bis hin zu der speziellen Pilz- und Bakterienflora der Schleimhäute in allen Körperregionen. In Körperflüssigkeiten wie dem Speichel und der Tränenflüssigkeit sind zusätzliche Enzyme enthalten, die bereits den meisten schädlichen Erregern den Garaus machen.

Trotzdem gelingt es vielen Erregern, über die Nahrung und die Atemluft in unseren Körper zu gelangen. Ist das Immunsystem intakt, ist das bei sehr wenigen Erregern eine Herausforderung. Es gibt zwar einige Erreger, wie beispielsweise das HI-Virus, die aggressiv und wandlungsfähig sind, sodass eine Abwehr durch unser Immunsystem nur schwer und nicht dauerhaft möglich ist, aber diese Erreger sind vergleichsweise selten. Auch gibt es zahlreiche Erreger, die unser Immunsystem zwar nicht vernichten, aber immerhin in Schach halten kann. Denken Sie dabei beispielsweise an Windpocken. Windpocken? Falls Sie es nicht wissen: Windpocken sind vom gleichen Erregerstamm wie die Gürtelrose, die vielen Menschen unzählige Schmerzen bereiten und ständig wiederkehren kann. Der Erreger heißt Varizella-Zoster und gehört zu den 4 für Menschen gefährlichsten Herpes-Viren. Nahezu jedes Kind in unseren Breitengraden hatte einmal Windpocken. Diese kehren als solche auch nicht wieder. Dennoch kann der erwachsene Mensch später an Gürtelrose erkranken – manche mehr, manche weniger, unzählige jedoch gar nicht. Über eine spezielle Blutuntersuchung lässt sich feststellen, ob ein Mensch ein derartiges Virus mit sich trägt. Eine ansteckende Erkrankung, die man mit sich trägt, aber die derzeit nicht einem akuten Ausbruch unterliegt, nennt sich latent und ist in dieser Zeit auch nicht ansteckend.

Unser Immunsystem ist also ein Meister der Verteidigung, es vernichtet die meisten Schädlinge, beispielsweise Pilze, Viren und Bakterien, kann aber, wenn es die Eindringlinge nicht zerstören kann, dennoch dafür sorgen, dass die Keime nicht dauerhaft eine akute Erkrankung verursachen. Sobald die Erkrankung ausbricht, bekämpft der Körper diese dann und die Erreger werden wieder in ihren Schlafmodus zurückgedrängt. Zusätzlich speichert unser Immunsystem Informationen über sehr lange Zeit ab, weshalb auch der Impfschutz für sehr lange Zeit anhält. Auf diese Weise ist gewährleistet, dass Erreger, mit denen wir sehr häufig in Berührung kommen, uns nicht bei jedem Kontakt erneut erkranken lassen.

Unsere Schleimhäute im Verdauungstrakt haben hierbei die besondere Aufgabe, alle Keime aus der Nahrung und auch die eigene Flora unter Kontrolle zu halten. Dazu gehört nicht nur das Abtöten von Salmonellen und Escherichia coli, sondern auch die Balance der eigenen bakteriellen und Pilz-Besiedelung. In unserem Darmtrakt herrscht ein empfindliches Gleichgewicht aus unzähligen Bakterien und Pilzsporen. Diese sind durchgehend notwendig, um den Speisebrei, der aus dem Magen kommt, weiter in seine Bestandteile zu zersetzen und die lebenswichtigen Elemente daraus zu gewinnen und diese an die anderen Organe weiterzuleiten. Die für die Darmfunktionen notwendigen Botenstoffe, Enzyme und Proteine kann der Körper nur herstellen, wenn er alle notwendigen Makronährstoffe erhält. Mikronährstoffe kennen Sie, dies sind die drei großen Gruppen in der Ernährung: Proteine, Fette und Kohlenhydrate. Makronährstoffe sind zwar in geringer Menge notwendig, halten jedoch das körperliche System ebenso in Gang. Dazu zählen Vitamine, Mineralstoffe und Spurenelemente. Diese sollten in jedem Fall ausreichend aufgenommen werden. Einige dieser Makronährstoffe werden im Dickdarm aufgenommen, sodass bei dessen Fehlfunktion nicht mehr die normale Menge aus dem Speisebrei gewonnen werden kann. Somit beeinträchtigt sich das Immunsystem selbst bei einer Autoimmunerkrankung, denn es greift nicht nur die körpereigenen Zellen an oder erkennt wie bei Colitis ulcerosa nicht, wann es eine Entzündungsreaktion stoppen sollte, sondern es zerstört bei Colitis ulcerosa auch die Schleimhaut, die für die Aufnahme von Nährstoffen zuständig ist.

Somit ist es unabdingbar, dass Sie Ihr Immunsystem stärken. 10 wichtige Tipps hierzu finden Sie im nächsten Kapitel. Nur so können Sie Ihrem Darm helfen, die notwendigen Zellen zu ersetzen, die Schleimhäute zu reparieren und für eine lang anhaltende Remission die empfindliche Flora wieder aufzubauen. Selbst, wenn Sie Immunsuppressiva nehmen, ist es wichtig, Ihr Immunsystem dennoch zu unterstützen. Dabei gilt es, besonders die Haut zu schützen und die Darmschleimhaut nicht unnötig zu belasten. Indem Sie Ihre Haut besonders pflegen und schützen, können Sie ein wenig diesen Teil des Immunsystems unterstützen, da Immunsuppressiva leider das gesamte Immunsystem lahmlegen und nicht auf spezielle Teile desselben ausgelegt sind. Weiterhin können Sie Ihr Immunsystem unterstützen, indem Sie für eine ausreichende Nährstoffzufuhr sorgen, damit Mangelerscheinungen nicht weitere gesundheitliche Probleme verursachen. Ebenso ist es hilfreich, ob mit oder ohne die Einnahme von Immunsuppressiva, darauf zu achten, mit möglichst wenig Keimen in Berührung zu kommen. Berühren Sie daher Ihr Gesicht so selten wie möglich und waschen Sie sich stets gründlich die Hände. Ebenso kann es helfen, spezielle Produkte zur Intimpflege zu nutzen, um diesen empfindlichen Bereich zu schützen. Ist das Immunsystem geschwächt, sind die Bereiche der Schleimhäute im Außenbereich des Körpers besonders gefährdet, beispielsweise von Pilzen befallen zu werden. Daher sind sowohl Intimpflege als auch Mundhygiene besonders wichtig. Sofern Sie diese Bereiche zusätzlich schützen, können Sie der körpereigenen Abwehr helfen, dass weniger Keime in den Körper eindringen können. So schützen Sie ebenfalls Ihren Dickdarm, der sich dann mit der Heilung der Entzündung beschäftigen kann.

Alternative und unterstützende Behandlung

Die Komplementärmedizin bietet zahlreiche Möglichkeiten, besonders zur ganzheitlichen Behandlung gesundheitlicher Probleme. Die Schulmedizin neigt bedauerlicherweise dazu, sich ausschließlich auf die Symptome zu beziehen, wohingegen die Naturheilkunde, die Homöopathie, die Traditionelle Chinesische Medizin und andere Medizinschulen den gesamten Körper und auch die Psyche des Patienten behandeln, um ein umfangreicheres Ergebnis zu erzielen. Dass eine holistische (ganzheitliche) Behandlung hilfreich und wichtig ist, zeigen die Patientenberichte darüber, dass nach einer Entfernung des Dickdarms weiterhin extraintestinale Manifestationen zu beklagen waren, wie beispielsweise die Gelenkschmerzen. Damit ist deutlich, dass die Ursache der Beschwerden bei Colitis ulcerosa nicht im Dickdarm selbst zu suchen ist, sondern der Körper im Ganzen behandelt werden muss.

DER HOLISTISCHE ANSATZ

Im Grunde genommen begann die ganzheitliche Medizin vor hunderten von Jahren. Der Ausspruch „Mens sana in corpore sano est“ (lateinisch für „Ein gesunder Geist ist in einem gesunden Körper“) stammt von dem Satirendichter Iuvenal aus dem 1./2. Jahrhundert nach Christus, jedoch wurde schon zuvor deutlich, dass Körper und Geist zusammenhängen, da beide gleichermaßen trainiert und geschult wurden. Während der Neuzeit und mit der Erforschung einzelner Krankheiten und Gebrechen ging in der westlichen Welt dieser Ansatz immer weiter verloren, wohingegen in Fernost teilweise noch heute eine holistische Medizin gepflegt wird. Seit Beginn des neuen Jahrtausends finden jedoch immer mehr Mediziner, dass eine holistische Behandlung Sinn ergibt, und bemühen sich, nicht nur die Krankheit, sondern den Menschen dahinter zu behandeln.

Ganzheitliche Medizin beinhaltet also einerseits, dass nicht nur nach den Hauptsymptomen gefragt wird, sondern auch nach anderen Beschwerden. Eines meiner Lieblingsbeispiele ist dabei die schmerzende Hand: Sie gehen zu einem Orthopäden, da Ihre Hand schmerzt, beim Schreiben, beim Putzen, manchmal auch einfach so. Der Orthopäde macht Röntgenaufnahmen, kann aber keine Verletzungen feststellen. Nun wird er Sie aller Wahrscheinlichkeit nach mit Schmerzmitteln, leichten Übungen oder Kinesiotape abspeisen. Ihre Schmerzen werden auch nach Wochen fleißiger Übung nicht weniger, im Gegenteil, nun schmerzt auch der Arm und vielleicht macht sogar die Schulter Probleme. Da Sie sich aber keine weitere „psychosomatische“ Diagnose abholen möchten, lassen Sie es auf sich beruhen. Derweil haben Sie einen Routinetermin bei Ihrem Zahnarzt. Der sagt, eigentlich ist alles in Ordnung, aber Zunge und Wangen weisen Spuren vom Zähneknirschen auf. Er stellt Ihnen einige Fragen zu Ihrem Schlafverhalten, Kopf- und Nackenschmerzen usw. Schließlich meinen Sie, Sie wären im Nacken schon immer sehr verspannt gewesen, aber momentan machten Schulter und Hand Ihnen große Probleme, das hätte allerdings bestimmt nichts mit Ihren Zähnen zu tun. Ihr Zahnarzt lächelt und erklärt Ihnen, dass durch Zähneknirschen die Kiefermuskulatur so angespannt werden kann, dass sich dies auf den gesamten Kopf- und Nackenbereich und damit auch auf die Schulter auswirken kann, durch die die Nervenbahnen Ihrer Hand laufen. Er macht einige Aufnahmen, um Ihre Zähne auf Schäden zu prüfen, gibt Ihnen eine Beißschiene mit, um das nächtliche Knirschen etwas zu lindern, und schickt Sie wieder zum Orthopäden, der den gesamten Oberkörper untersuchen soll. Wieder beim Orthopäden trauen Sie Ihren Ohren nicht, als er bestätigt, dass einer der Nerven der Hand in der Schulter ständig von einem verspannten Hals-Nacken-Muskel eingeklemmt war.

Dies ist noch ein verhältnismäßig einfaches Beispiel zu den verschiedenen Zusammenhängen im menschlichen Körper, auch denkbar wäre bei dem obigen Beispiel ein schmerzendes Bein, da die Nackenmuskulatur ebenso mit der Rücken- und Beckenmuskulatur zusammenhängt. Wie Sie sehen, lässt sich also anhand eines Symptoms nicht zwingend erörtern, woher das Problem kommt. Auch der psychosomatische Aspekt darf dabei keineswegs außer Acht gelassen werden. Warum knirschen Sie mit den Zähnen? Haben Sie sich an einem Problem festgebissen? Müssen Sie wegen eines Streits die Zähne zusammenbeißen? Oder für den Fall der Colitis ulcerosa: Was liegt Ihnen schwer im Bauch? Was ist es, das Sie nicht gut verdauen können? Wie bereits erwähnt, finden sich auch bei vielen Patienten der Colitis ulcerosa psychische Hintergründe, die den Ausbruch der Krankheit und die fortwährenden Schübe genauso auslösen können wie falsche Ernährung oder eine Magen-Darm-Infektion durch Salmonellen.

Interessanterweise ist auch die schulmedizinische Untersuchung bei Colitis ulcerosa im Vergleich zu anderen Erkrankungen sehr umfassend, was jedoch auf die extraintestinalen Manifestationen und die Nebenwirkungen der Entzündungen und Medikamente auf die anderen Organe zurückzuführen ist. Bei einer ganzheitlichen Betrachtung des Patienten wird jedoch vom Fachpersonal nicht nur der Körper auf andere Symptome und Merkmale untersucht, sondern intensive Gespräche ergründen auch die

Lebensweise des Patienten. Hierbei wird nicht nur die Ernährung im Detail betrachtet, sondern auch die Arbeit, das Privatleben, die familiären Verhältnisse und die Gedanken und Gefühle des Patienten. Dabei können Blockaden und Herausforderungen offengelegt werden, die dem Patienten selbst noch nicht aufgefallen sind. Vielleicht schwelt ein langer Familienstreit und dieser belastet den Betroffenen seit Jahren, wodurch ein enormer Stresspegel im Verborgenen aufgebaut wurde, der sich nun in Form eines Colitis-ulcerosa-Ausbruchs manifestiert.

Wenn Sie planen, eine ganzheitliche Behandlung vornehmen zu lassen, so kann es dem Behandelnden helfen, wenn Sie einige Wochen vor dem Termin beginnen, sich Notizen über Ihren Tagesablauf, Ihre Begegnungen, Gespräche, Gefühle, Ihre Ernährung sowie über sämtliche körperliche Auffälligkeiten zu machen. Der von Ihnen gewählte Arzt, sei es nun ein Heilpraktiker, ein Psychotherapeut, ein Kundiger der TCM oder ein Homöopath, kann mit diesen Informationen und den Untersuchungsergebnissen einen Therapieplan zusammenstellen, der sich auf alle Lebensbereiche ausdehnen lässt, sodass Sie Beschwerden effizient beseitigen können.

DAS IMMUNSYSTEM STÄRKEN

Das Immunsystem ist, wie Sie zuvor gelesen haben, besonders wichtig, wenn es um Colitis ulcerosa geht. Nicht nur, dass Ihr Immunsystem durch die mögliche Einnahme von Medikamenten wie Immunsuppressiva geschwächt werden kann, es leidet auch unter den ständigen schweren Entzündungen und dem Nährstoff- und Flüssigkeitsmangel. Einige dieser Aspekte wird die Therapie Ihres behandelnden Schulmediziners bereits abdecken, da dieser Ihre Blutwerte überwacht und auf diese Weise mögliche Mangelerscheinungen sehr schnell erkennt. Dennoch können Sie bereits ab dem Beginn Ihrer Probleme Ihren Körper unterstützen, indem Sie ausreichend Flüssigkeit zu sich nehmen. Dies sind im Regelfall etwa 30 ml pro Kilogramm Körpergewicht. Da Sie jedoch an Flüssigkeit verlieren, eventuell zu Fieberschüben neigen und ohnehin sehr geschwächt sind, empfiehlt sich, dass Sie stets wenigstens einen Liter täglich mehr trinken, als das Maß eigentlich angibt. Zu der Gesamtmenge an Flüssigkeit zählen keine gesüßten Getränke, also leider auch die meisten Säfte nicht, keine Softgetränke und auch nicht Kaffee oder schwarzer Tee. Lediglich Wasser und ungesüßte Kräutertees können in diese Menge an Flüssigkeit eingerechnet werden. Besonders schonend für Ihre Situation wirkt dabei stilles Wasser, wobei Sie nur dann auf Leitungswasser zurückgreifen sollten, wenn dieses weich und von hoher Qualität ist. Alternativ bietet sich für Leitungswasser auch die Anschaffung eines Wasserfilters an. Sollten Sie Tee trinken wollen, sind Sie mit Kamille und Melisse, aber auch mit Fenchel gut beraten. Auf Kaffee und Schwarztee sollten Sie nur in Ausnahmefällen zurückgreifen, besonders während einer akuten Phase. Weiterhin ist Alkohol in jeder Phase schädlich, da er den Körper zusätzlich dehydriert und die Schleimhäute angreift. Nur mit ausreichend Flüssigkeitszufuhr kann der Körper seine schwere Arbeit leisten.

Zusätzlich dazu hier einige Hinweise, wie Sie Ihr Immunsystem während jeder Phase unterstützen können:

1. Wechselwarme Duschen. Ob Sie lieber duschen oder lieber baden, ist dabei irrelevant. Es geht darum, dass Sie Ihren Kreislauf und Ihren Selbstheilungsnerv stimulieren, indem Sie, wenn Sie sich waschen, entweder während des Duschens zwischendurch einige Male das Wasser kälter und dann wieder wärmer stellen oder nach einem Bad noch zwei- oder dreimal abwechselnd mit warmem und kaltem Wasser Ihren Körper abspülen. Dabei habe ich die Erfahrung gemacht, dass es leichter ist, wenn man zu Beginn nur seine Waden kalt abspült und sich dann nach und nach immer weiter hocharbeitet. Dies können Sie bei jedem „Waschgang" erweitern. Auf diese Weise helfen Sie Ihrem Kreislauf auf die Sprünge, sodass die Nährstoffe, die Sie zu sich nehmen, mit Ihrem angeregten Blutkreislauf besser transportiert werden können. Das Gleiche gilt auch für den

Sauerstoff im Blut, der sowohl Ihre körperlichen als auch Ihre geistigen Fähigkeiten verbessert. So können Sie nicht nur dem allgemeinen Schwächegefühl entgegenwirken, sondern auch den negativen Gefühlen, denn der Selbstheilungs- oder Vagusnerv wird ebenfalls stimuliert, wodurch die Produktion von Glückshormonen und der Abbau von Stresshormonen angeregt werden: Es entspannt.

2. Irgendwann haben wir es verlernt: Schlafen. Schlaf ist essenziell, um körperlich und geistig fit und gut gelaunt in den Tag zu starten. Ihr Körper ist ausgelaugt und geschwächt. Sicherlich gibt es wichtige Dinge zu tun, die Kinder müssen versorgt werden, der Haushalt muss gemacht werden, Freunde und Familie wollen Aufmerksamkeit... Ihr Körper aber auch. Einige der Dinge können nur schwer aufgeschoben werden, aber wenn die Kinder in Kindergarten und Schule sind, gönnen Sie sich eine kleine Auszeit. Ja, der Einkauf, der Haushalt, ich weiß. Stellen Sie sich den Wecker auf 30 Minuten und legen Sie sich hin. Sie werden merken, wie erholt Sie bereits nach so kurzer Zeit sind und wie viel schneller Sie dann bei der Erledigung Ihrer Pflichten sind. Diese Zeit holen Sie schnell wieder auf. Achten Sie auch zu Ihren Schlafenszeiten auf eine gute Schlafhygiene. Ihr Schlafplatz sollte abgedunkelt und still sein, aber gut belüftet und nicht mehr als 15 °C warm. Besorgen Sie sich gutes Bettzeug, eine qualitativ hochwertige Matratze, ein gutes Kissen und eine gemütliche Decke, so können Sie viele Störfaktoren aus Ihrer Schlafhygiene fernhalten. Sicherlich, wenn Sie einen akuten Schub haben, ist vielleicht vor Schmerzen ohnehin kaum an Schlaf zu denken, aber wenn Sie dann doch dazu kommen, sollte dieser doch besonders gut sein, finden Sie nicht auch?

3. Treiben Sie Sport. Ich weiß, das sagen alle. Aber manchmal stimmt es, was alle sagen – nicht immer. Bewegen Sie sich mäßig. Dies kann besonders in akuten Phasen schwer sein. Gehen Sie ein wenig spazieren oder praktizieren Sie einige der Übungen, die ich Ihnen noch vorstellen werde, ganz gemütlich Zuhause. Außerhalb einer akuten Phase sind leichte Ausdauersportarten wie Radfahren, Schwimmen, Joggen oder auch Yoga, Qi

Gong und Tai-Chi zu empfehlen. All dies sind gemütliche Sportarten, die Sie bei Bedarf und Wunsch steigern können. Es geht hierbei nicht darum, Sie besonders fit zu bekommen, aber Ihr Körper ist nicht zum Stillsitzen und Herumliegen gemacht worden, dann bräuchten wir nicht derart viele Muskeln und Gelenke. Ihr Körper möchte bewegt werden, er möchte an die frische Luft und Dinge erleben. Sie haben nur diesen einen Körper und der ist auf Ihre Mithilfe genauso angewiesen wie Sie auf seine. Und er bürdet Ihnen die Colitis ulcerosa nicht auf, um Sie zu ärgern, sondern um Sie zu warnen, dass etwas nicht in Ordnung ist. Sport hilft dabei auf unterschiedliche Arten. Nicht nur, dass Sie Ihren wundervollen Körper bewegen, Sie können dabei auch den Kopf frei kriegen, neue Ideen bekommen, neue Orte und neue Menschen kennenlernen und auf unzählige Arten Ihren Horizont erweitern. Nur von Kampf- und Kontaktsport (außer Tanzen) sollten Sie absehen.

4. Sie kennen Vitamine. Wussten Sie, dass Vitamin D fast ausschließlich durch Sonnenlicht aufgenommen werden kann? Nun, möglicherweise nehmen Sie Medikamente, die Sie sehr empfindlich gegen UV-Strahlung machen. Das soll Sie aber nicht aufhalten. Cremen Sie sich gründlich ein. Gehen Sie spazieren, legen Sie sich auf den Balkon oder die Terrasse, trinken Sie einen Tee im Außenbereich eines Cafés oder unternehmen Sie einen Ausflug ins Freibad, wenn es das Wetter zulässt. Es gibt zwar Jahreszeiten, in denen sich die Sonne kaum blicken lässt, aber auch dann können Sie von deren Strahlung profitieren, denn Sie ist da, wenn auch etwas schwächer als im Hochsommer. Vitamin D wirkt sich positiv auf das Herz-Kreislauf-System aus, das besonders bei der Einnahme von Steroiden geschwächt sein kann. Außerdem hilft es der Muskulatur und unterstützt in hohem Maß das Immunsystem. Bereits 15 Minuten alle 2 Tage in der Sonne reichen aus, wenn Sie dabei in T-Shirt und Hose vor die Tür gehen. Das wäre zum Beispiel ein kleiner Einkauf zu Fuß, mit etwas Glück Ihr Arbeitsweg oder der Weg zum Auto, wenn Sie dieses etwas weiter weg parken als normalerweise. Im Zweifel sollten Sie mit Ihrem Arzt über

Nahrungsergänzungsmittel sprechen, doch dazu kommen wir im übernächsten Abschnitt detaillierter.

5. Vielleicht betrifft es Sie nicht, vielleicht betrifft es Sie nur indirekt oder Sie denken ohnehin schon lange darüber nach, damit aufzuhören: Rauchen. Nikotin, aber auch Ethanol zählen zu den sogenannten Genussgiften. Dies ist ein Euphemismus, denn eigentlich genießt man nicht wirklich, was man dabei zu sich nimmt; zumindest gilt dies für Zigaretten. Auch, wenn Sie schon die Information erhalten haben, dass Colitis ulcerosa bei aktiven Rauchern weniger stark ausfällt, so schadet es doch mehr Ihrem Immunsystem und Ihren inneren Organen, als es Ihnen wegen der Autoimmunerkrankung hilft. Daher befassen Sie sich dringend damit, die Sucht zu beenden. Leiden Sie außerdem zusätzlich an extraintestinalen Manifestationen, also beispielsweise an Aphten im Mund, schädigt das Nervengift aus dem blauen Dunst nur zusätzlich Ihren Schleimhäuten, verursacht schlechten Atem und schadet Ihrer Zahnsubstanz. Außerdem erhöht sich damit Ihr Darmkrebsrisiko stark. Auch auf Alkohol sollten Sie wenigstens in akuten Phasen ganz verzichten, in der Remission nutzen Sie diesen tatsächlich nur zu besonderen Anlässen, beispielsweise ein schönes Glas Wein zu einem feinen Abendessen oder ein Glas Prosecco oder ein Bier zum Geburtstag. Spätestens, wenn Sie Medikamente einnehmen müssen, sollten Sie ganz darauf verzichten, denn die meisten der Mittel beeinflussen die Leberwerte negativ, dabei würde Alkohol alles nur verschlimmern, auch ein kleines Gläschen zum Einstand oder zum Jahreswechsel.

6. Ein Wort: Entspannung. Was denken Sie? Kennen Sie das noch oder mussten Sie nachschlagen, worum es sich dabei handelt? Ich kenne Zeiten, in denen ich nicht daran gedacht habe und nur am Rotieren gewesen bin. Wenn Sie an Colitis ulcerosa leiden, wissen Sie aber, wie sehr Ihnen das schadet. Sie haben nun schon ein wenig vom Vagusnerv gehört: Dieser ist für die Entspannung zuständig. In Stresssituation, beispielsweise bei einer Gehaltsverhandlung, einem Vorstellungsgespräch, einem Streit, einer sehr stressigen Woche und Ähnlichem, wird er lahmgelegt. Man ist nur angespannt, es werden dauerhaft Stresshormone ausgeschüttet, die Kiefer malen verbissen aufeinander, der Kopf wird zwischen die Schultern gezogen, die Ernährung leidet unter dem Zeitdruck, man schläft schlecht. All dies schadet Ihrem Immunsystem, wenn es über längere Zeit aufrechterhalten wird, daher sollten Sie sich eigentlich täglich zwischen 20 und 30 Minuten Zeit zum Entspannen einräumen. Ob Sie diese Zeit für ein Nickerchen nutzen, einen Spaziergang machen, ein Buch lesen oder meditieren, ist ganz Ihnen überlassen. Sie können in der Zeit auch Ihr Tagebuch schreiben oder malen, häkeln, stricken, Holzarbeiten machen oder an Ihrem Auto basteln. Wichtig ist, dass Sie sich für sich Zeit nehmen und in dieser Phase nur Dinge tun, die Sie von sich aus tun möchten. Entspannung bedeutet Kür, nicht Pflicht. Sie können auch ein- oder zweimal wöchentlich Ihre angesammelten Freizeit-Minuten der letzten Tage nehmen und eine Sauna aufsuchen. Wenn Ihr Kreislauf darauf nicht gut reagiert, können Sie auch eine Infrarotsauna in Ihrer Nähe suchen, diese sind ebenfalls angenehm warm, aber weniger feucht. Gönnen Sie sich eine Massage, eine Gesichtsmaske oder legen Sie sich in einen Whirlpool. Wichtig ist, dass Sie etwas tun, das Ihnen gefällt und bei dem Sie wenigstens etwas abschalten können.

7. Apropos Sauna: Sofern Sie sich gerade in Remission befinden und keine Erkältung oder andere Ausschlusskriterien für einen Saunabesuch erfüllen, können Sie diese regelmäßig aufsuchen, um Ihrem Immunsystem etwas Gutes zu tun. Der Aufenthalt in einer Sauna ist sozusagen die Steigerung von Wechselduschen und gibt Ihrem Herz-Kreislauf-System und damit Ihrer körpereigenen Abwehr einen richtigen Kick. Zusätzlich dazu helfen Wärme und Feuchtigkeit Ihrem Hautbild, das nur allzu häufig unter der Colitis ulcerosa und den Medikamenten leidet. Fühlen Sie sich anschließend schön, entspannt und um einiges besser.

8. Pflegen Sie Ihren Körper. Nicht nur seit der Corona-Pandemie, sondern schon lange vorher predigten die Ärzte und Virologen, man solle sich die Hände waschen. Tun Sie das. Aber pflegen Sie Ihren Körper auch im

Allgemeinen. Nicht nur der Darm bildet einen großen Teil unseres Immunsystems, sondern auch unsere Haut. Hier findet der erste Kontakt mit der Außenwelt statt und da Ihre Haut vermutlich durch die Erkrankung und die Medikation trocken und rissig ist, möglicherweise Unreinheiten aufweist oder sogar sehr dünn wird, kann sie Sie nicht mehr ausreichend schützen. Dabei helfen Ihnen Hautpflegemittel – auch den Herren. Sie müssen nicht teure Duftprodukte nutzen, im Gegenteil. Je weniger Zusätze eine Körperlotion hat, desto natürlicher riecht sie und desto weniger gibt Sie Ihrem Körper unnötige Stoffe zum Verarbeiten. Greifen Sie daher auf Produkte für sensible Haut zurück oder gehen Sie in der Baby-Abteilung einkaufen. Babyöl direkt auf die nasse Haut nach dem Duschen aufgetragen und dann sanft mit Frottee abgetupft gibt einen wunderschönen Schimmer und viel Feuchtigkeit, außerdem einen zusätzlichen Schutzfilm und das, ohne zu fetten. Alternativ cremen Sie sich ein, mittlerweile gibt es auch für diejenigen, die es stets eilig haben, Dusch-Bodylotionen, die Sie direkt unter der Dusche auftragen können. Cremen Sie auch Ihre Hände besonders bei vielem Händewaschen und -desinfizieren und in kalten Jahreszeiten regelmäßig ein. Die Hände berühren meist alles zuerst und kommen daher mit diversen Keimen in Kontakt, beispielsweise, wenn Sie beim Einkaufen die Produkte aus dem Regal nehmen. Achten Sie also auf Ihre Haut, sie beschützt Sie.

9. Ich hatte es eingangs erwähnt: Trinken Sie bitte ausreichend.

10. Ein besonders wichtiger Punkt ist eine ausgewogene Ernährung. Im nächsten Abschnitt lesen Sie, was Sie in einer akuten Phase zu sich nehmen können und bei welchen Lebensmitteln Sie vorsichtig sein müssen. Fertige Produkte, Fast Food und Ähnliches sollten Sie aus unterschiedlichen Gründen nur in besonderen Ausnahmefällen zu sich nehmen. Achten Sie stets darauf, möglichst verschiedene Dinge zu essen, damit Ihr Körper unterschiedliche Nährstoffe bekommt. Dabei ist es ratsam, die Nahrungsmittel nach Farben zu sich zu nehmen, also schlichtweg möglichst bunt zu essen. Sofern Sie auch über eine gute Ernährung nicht die

Nährstoffe bekommen, die Sie benötigen, finden Sie im übernächsten Abschnitt einige Hinweise zu Nahrungsergänzungsmitteln.

ERNÄHRUNG ALS SCHLÜSSEL

Weiterhin sollten Sie besonders bei Colitis ulcerosa, wobei hierbei noch einmal zwischen akutem Schub, Beginn der Besserung und eingetretener Remission zu unterscheiden ist, auf Ihre Ernährung achten. Dabei hat sich besonders bei Autoimmunerkrankungen eine vorwiegend pflanzliche Kost als hilfreich erwiesen. Vorwiegend pflanzlich bedeutet hierbei, dass Sie wenigstens jeden zweiten Tag auf vegetarische Kost zurückgreifen und regelmäßig Fisch und Meeresfrüchte anstelle von Fleisch konsumieren. Aber auch hierbei sind noch weitere Unterschiede zu verzeichnen:

Fettige Fischsorten haben sich bei Colitis ulcerosa kontraproduktiv erwiesen, ebenso rohes und/oder dunkles Fleisch. Greifen Sie daher gern auf Huhn und Pute, Seelachs, Dorsch, Zander, Scholle, Forelle und Kabeljau zurück.

Bezüglich anderer tierischer Produkte hat es sich bewährt, auf hart gekochte Eier und Eiersalat sowie auf sehr gereiften und Schimmelkäse zu verzichten. Außerdem erschweren Schmand, Crème fraîche und ein übermäßiger Sahnegenuss die Verdauung und schaden daher besonders in Zeiten des Schubes. Steigen Sie, wenn Sie weich gekochte Eier nicht mögen, beim Frühstück auf Rührei, Omelett oder Spiegelei um. Der Genuss von Mozzarella, Frischkäse, saurer Sahne, Magerquark, fettarmem Schnittkäse, Milch, Naturjoghurt und Buttermilch ist ebenfalls möglich. Sollten Sie jedoch eine Laktoseintoleranz befürchten, gilt es, vorerst gänzlich auf Milchprodukte zu verzichten, für einen Zeitraum von etwa zwei Wochen, um zu prüfen, ob eine Besserung der Beschwerden eintritt. Sollte dies der Fall sein, ist es ratsam, einige Wochen auf diese Produkte zu verzichten (ein Zeitraum von drei Monaten hat sich in den meisten Fällen als ausreichend erwiesen), um dann langsam wieder mit Milchprodukten anzufangen. Der Grund: In manchen Fällen ist eine Laktoseintoleranz darauf zurückzuführen, dass der Körper quasi mit Laktose übersättigt ist. Dann kann es helfen, den Körper einem Entzug zu unterziehen und ihn auf diese Weise sozusagen wieder auf null zu setzen. Anschließend kann vorsichtig erneut mit Milchprodukten begonnen werden, allerdings sollten Sie dann stets darauf achten, nur in Maßen zu genießen und weiterhin Ihren morgendlichen Smoothie mit Mandel- oder Sojamilch anzurühren.

Auch mit Gluten haben zahlreiche Menschen Probleme, obwohl nicht alle an Zöliakie erkrankt sind. Viele Personen haben festgestellt, dass eine glutenarme oder sogar glutenfreie Ernährung bei vielen gesundheitlichen Herausforderungen Linderung verschaffen kann. Wenn Sie nicht darauf verzichten möchten, gilt im Fall von Colitis ulcerosa jedoch das Gegenteil der sonstigen Ansage, man solle sich möglichst ballaststoffreich ernähren. Ballaststoffe schaden Ihnen wenigstens während des Schubes, da diese den Dickdarm zusätzlich belasten. Es gilt, möglichst leicht verdauliche Nahrungsmittel aufzunehmen. Verzichten Sie daher auf Vollkornprodukte und greifen Sie auf Toastbrot, helle Brötchen und helles Brot, Zwieback und probehalber auf Mischbrot zurück. Auch Körnerbrötchen und Körnerbrot sollten Sie während einer akuten Phase von Ihrem Teller verbannen. Zusätzlich können Sie jedoch auf Hafer, Hirse, Quinoa, Weizen, Amarant und Gerste zurückgreifen. Außerdem können Sie weißen Reis, Nudeln, Grieß und Kartoffeln genießen. Kartoffeln jedoch in gekochter Form, auch gern als Püree oder Brei, nicht jedoch in Form von Knabberkram wie Chips oder Pommes Frites.

Bei Süßigkeiten im Allgemeinen sind die Einschränkungen verhältnismäßig human. Es geht bei Colitis ulcerosa nicht darum, sich fett- oder zuckerfrei zu ernähren, sondern den Darm möglichst nicht zu belasten. Daher können Sie auf Weißmehlgebäck wie Butter- und Haferkekse zurückgreifen. Diese können Sie auch sehr leicht selbst herstellen, dann haben Sie bessere Kontrolle über den Zuckeranteil. Auch Obstkuchen und Biskuitböden oder Leckereien aus Quark-Öl- oder Rührteig sind selten ein

Problem. Stark verarbeitete Süßigkeiten wie Torten, Schokolade, Blätterteig oder Marzipan müssen jedoch auf Ihre Remission warten, ebenso die beliebten Naschwaren wie Gummibärchen und Co.

Besonders bezüglich Ihres Immunsystems ist es jedoch wichtig, dass Sie viel Obst und Gemüse zu sich nehmen. Vorab lassen Sie sich gesagt sein, dass bei extremen Fällen rohes Gemüse ebenfalls eine Herausforderung darstellt, daher kann es sein, dass Sie sich Ihr Gemüse für die Mittagspause zuvor kurz dampfgaren müssen. Dies ist die schonende Variante, sowohl für Ihren Verdauungstrakt als auch für die Vitamine und Nährstoffe, die das Gemüse Ihnen bringen soll. Sie können bei Gemüse jederzeit auf Möhren, Gurke, Spargel, Kürbis, Rote Bete, Kohlrabi, Erbsen, Spinat, Tomate, Blattsalate, Oliven, Mangold und vor allem auf Fenchel zurückgreifen. Die meisten dieser Sorten eignen sich hervorragend auch zum Mitnehmen für die Mittagspause. Achten Sie darauf, auf blähendes Gemüse wie Kohl und Bohnen zu verzichten. Bei Obst dürfen Sie sich an säurearmen Sorten bedienen. Dazu gehören Blaubeeren, Bananen, Papaya und Honigmelone. Verzichten sollten Sie auf Zitrusfrüchte aller Art, Pflaumen, Trauben, jede Art noch nicht vollständig gereifter Früchte, stark säurehaltige Sorten wie Stachel- oder Johannisbeeren und Trockenobst oder kandierte Früchte. Je nachdem, wie gut Ihr Körper mit Obst umgehen kann, können Sie sich an geschälten Obstsorten wie Äpfel, hauptsächlich Gala, Golden Delicious und Jonagold, Birnen, Erd- und Himbeeren, Aprikosen und Pfirsichen versuchen.

Sollte Ihnen einmal ein Müsli trotz Obst nicht genug gesüßt sein, verzichten Sie bitte auf alle Zuckeraustausch- und -ersatzstoffe – daher lassen Sie bitte auch Light- und Diät-Produkte links liegen. Nutzen Sie stattdessen guten Honig, Ahorn- oder Reissirup.

Obwohl diese für bestimmte Fettsäuren besonders vorteilhaft sind, haben sich Nüsse, zumindest im Ganzen, als ungeeignet während eines Schubes herausgestellt. Dennoch können Sie die auch bei anderen Ernährungsweisen gesunde „Handvoll" an gemahlenen Nüssen oder

Sonnenblumen- und Kürbiskernen durchaus genießen oder über Ihren Salat geben. Auch eignen sich gehackte Nüsse sehr gut als Fischpanade oder für kleine Süßigkeiten. Aber auch bei anderen Fettsäuren sollten Sie etwas Acht geben, denn Margarine, Mayonnaise und Schmalz sind keine guten Begleiter bei der Colitis ulcerosa. Auf das Öl aus Raps, Leinsamen, Walnuss und Oliven sowie auf Butter können Sie jedoch getrost zurückgreifen.

Achten Sie bei allen Lebensmitteln auf Bio-Qualität, denn auch, wenn derzeit die deutschen Bio-Standards noch nicht so viel auszumachen scheinen, hat es sich doch als sehr hilfreich erwiesen, auf gute Qualität zu achten, denn je weniger Schadstoffe in Ihren Lebensmitteln sind, desto weniger Grund hat Ihr Immunsystem, eine Reaktion zu beginnen. Dies gilt für alle Phasen.

Es gilt jedoch auch bei der Ernährung stets, dass Sie sich wohlfühlen müssen. Sicherlich sind unsere Geschmacksknospen zu sehr an übermäßig gewürzte und fettige Speisen gewöhnt. Leider schaden genau diese Eigenschaften Ihnen, wenn es um eine gute Lebensweise mit Colitis ulcerosa geht. Bemühen Sie sich daher eine Zeit lang, Ihre Ernährung auf natürlichere und naturbelassenere Speisen umzustellen. Sie werden merken, dass schon nach kurzer Zeit ein weiterer Schluck Cola oder ein frittierter Hähnchenflügel viel zu süß oder salzig ist und Ihnen ohnehin nicht mehr schmeckt. Und wie bei fast jeder Ernährungsumstellung gilt auch hier: Es ist nicht in Stein gemeißelt. Wenn Sie sich mit jemandem auf einen Kaffee treffen, dann dürfen Sie diesen auch trinken, wenn Sie sich gut genug fühlen. Achten Sie dabei stets darauf, dass es Ihnen gut geht, denn das ist das Einzige, was zählt. Auch etwas Sahne auf dem Kuchen wird Sie nicht gleich vom Stuhl werfen, also genießen Sie ab und an, achten Sie auf sich und trinken Sie genug!

NATÜRLICHE SUPPLEMENTE

Ihr Arzt wird Sie sicherlich ebenfalls diesbezüglich beraten, aber manchmal möchte man nicht auf den Termin warten, daher möchte ich Ihnen einige Erkenntnisse zu natürlichen Supplementen mitteilen. Supplemente sind Nahrungsergänzungsmittel, also meist Kapseln oder Pulver, die Sie zusätzlich zu Ihrem Essen einnehmen. Der Vorteil dieser Mittel ist, dass diese hoch konzentrierte Nährstoffe enthalten. Zwar sollte man stets versuchen, alle notwendigen Substanzen über die Nahrung zu erhalten, jedoch ist das besonders bei einem akuten Schub der Colitis ulcerosa besonders schwer, da der Dickdarm nicht vernünftig arbeitet und die Nahrung meist nicht lange genug im Darm verbleibt, um die notwendigen Stoffe aus dem Essen herauszuarbeiten. Dementsprechend kann es wahre Wunder wirken, wenn Sie Supplemente einnehmen, da der Körper diese nicht erst in ihre einzelnen Bestandteile zersetzen muss, um an die Nährstoffe zu gelangen.

Eines der Spurenelemente, das Sie bei einer Colitis ulcerosa dringend benötigen, ist Kalzium. Dies ist notwendig, um Ihre Knochen stabil zu halten und einer Osteoporose vorzubeugen. Viel Kalzium ist in den Milchprodukten enthalten, die Sie zum größten Teil nicht zu sich nehmen sollten. Fenchel und Brokkoli sind jedoch wichtige Lieferanten und dürfen sich daher gern mehrfach in Ihrem Speiseplan wiederfinden. Weiterhin wird Ihr Arzt spätestens bei der Gabe von Steroiden prophylaktisch ein Kalziumpräparat geben, da durch Steroide die Gefahr einer Osteoporose erhöht wird.

Ein weiteres Spurenelement, das Sie gern unterstützend einnehmen können, ist Eisen. Eisen ist für die Bildung von Hämoglobin zuständig. Besonders während eines akuten Schubes kann es zu Blutmangel kommen, daher ist es wichtig, dass Sie Ihrem Körper die notwendigen Bausteine für neues Blut zur Verfügung stellen, um einer Anämie entgegenzuwirken. Eisen erhalten Sie am bestens aus Weizen, Hirse, Blaubeeren und Eiern. Die größeren Lieferanten sind dunkles Fleisch, was jedoch bei einem akuten Schub den Darm zu sehr belastet.

Bei der Entzündung in Ihrem Körper werden zunehmend freie Radikale freigesetzt, die, wenn Sie zu lange im Körper verbleiben, verschiedene Stoffwechselvorgänge stören oder aufhalten können. Um diese Radikale aufzufangen, benötigt der Körper das Spurenelement Selen und andere Antioxidantien. Antioxidantien erhalten Sie aus roten/dunklen Beeren, Kirschen und anderen Früchten dieser Farbnuancen, wobei die meisten dieser Obstsorten auf der negativen Seite der Ernährung bei Colitis ulcerosa stehen. Allerdings können Sie auch hier wieder auf Heidelbeeren zurückgreifen. Selen erhalten Sie, um auf der guten Seite der Ernährungsliste zu verbleiben, aus Fisch. Auch hier empfiehlt sich im Zweifel ein natürliches Selenpräparat.

Magnesium erhalten Sie mittlerweile selbst im normalen Einzelhandel, und sei es nur in Form von Brausetabletten. Derartige Dosierungen helfen Ihnen allerdings kaum weiter. Magnesium ist essenziell für starke Nerven, sowohl diejenigen, die für Schmerzen zuständig sind, als auch für Ihre mentalen Nerven, die durch Colitis ulcerosa ausreichend strapaziert werden. Mittlerweile erhalten Sie wunderbare, hoch konzentrierte Produkte in wasserlöslicher Form mit angenehmen Aromen. Diese kann ich Ihnen nur wärmstens empfehlen, da die Aufnahme aller Stoffe in flüssiger Form leichter erfolgen kann. Weiterhin ist Magnesium eines der Elemente, welches Ihr Körper einfach und ohne Komplikationen über den Urin ausscheidet, wenn er ausreichend davon zur Verfügung hat.

Ein weiteres Spurenelement, das Sie kennen sollten, ist Zink. Sicherlich haben Sie schon einmal Wundheilsalbe aufgetragen? Darin ist fast immer Zink enthalten. Zink färbt nicht nur alles wunderbar weiß ein, es ist auch ein wichtiger Baustein für neue Haut- und Schleimhautzellen. Da Ihr Darm durch die Geschwüre dringend neue Zellen benötigt, wird der gesamte Zink-Vorrat verbraucht, daher empfiehlt sich auch hier ein zusätzliches Präparat. Sie erhalten auch diesen wertvollen Helfer über

Weizenkleie, Brokkoli, Spinat, Fisch und Eier, da Sie die anderen Produkte lieber meiden sollten.

Zusätzlich empfehlen sich Vitamin-Tabletten oder Ähnliches. Ihr besonderes Augenmerk sollte dabei auf den Vitaminen A, B (alle), D, E und K liegen. Vitamin A erhalten Sie aus Milch und Fisch. Ihr Körper braucht dieses Vitamin, um Ihre Sehkraft aufrechtzuerhalten. Einerseits können die Nebenwirkungen der Colitis ulcerosa sich auch auf die Augen auswirken, andererseits ist auch bei der Einnahme mancher Medikamente eine zusätzliche Dosis Vitamin A hilfreich, um die Augen vor deren Nebenwirkungen zu schützen. Die B-Vitamine haben zahlreiche Funktionen, die nicht nur den Muskelaufbau und -erhalt betreffen, sondern auch die Blutbildung und die geistige Leistungsfähigkeit. Auch derartige Präparate erhalten Sie mittlerweile zahlreich in Drogerien. Aus der Ernährung erhalten Sie diese Vitaminsorten über Kartoffeln, Fisch, Gemüse und Milchprodukte. Das Vitamin D ist für den Menschen kaum aus der Nahrung aufzunehmen, daher wird Ihr Arzt vermutlich bereits bei der Diagnose prophylaktisch darauf hinweisen, dass Sie entweder regelmäßig ein Sonnenbad nehmen, damit Ihr Körper das Vitamin mithilfe der Strahlung selbst produzieren kann, oder er wird Ihnen ein Mittel mitgeben, um dem Mangel an Vitamin D vorzubeugen. Dieses Vitamin ist wie das Kalzium notwendig, um Ihre Knochenstruktur zu unterstützen. Vitamin E können Sie zum Selen rechnen, denn auch dieser Stoff bemüht sich, den Körper vor freien Radikalen zu schützen. Dennoch sollten Sie beides zu sich nehmen, da diese unterschiedlich im Körper wirken und alle Nährstoffe vom Körper gebraucht werden. Vitamin K finden Sie in Blattsalaten und grünem Gemüse, aber auch in pflanzlichen Ölen. Ihr Körper ist auf dieses Vitamin angewiesen, um die Blutungen zu stoppen. Bei einem Mangel an Vitamin K gerinnt Ihr Blut nur sehr schlecht, was bei einem geschwürigen Darm nicht gut wäre.

STRESS- UND ANGSTTHERAPIE

Ein bisher wenig erwähnter Aspekt ist die psychische Belastung, die mit der Colitis ulcerosa einhergeht. Nicht nur, dass Sie beginnen, sich nicht mehr wohl in Ihrem Körper zu fühlen, es kommt auch natürlicherweise Scham hinzu. Die Krankheit und die ständige Sorge, wo die nächste Toilette zugänglich ist, bereiten Ihnen zusätzlichen Stress. Aber auch Angst spielt eine wichtige Rolle. Nicht nur, dass es den meisten Menschen schon allein Angst macht, wenn plötzlich Blut aus dem Körper austritt, sondern auch die Angst vor den Folgen der Krankheit, vor den Schmerzen beim nächsten Schub, all das sind natürliche Reaktionen. Auch hört und liest man viel von teils lebensbedrohlichen Situationen wegen einer Anämie und Dehydration, außerdem kommen die Begleiterkrankungen und die Nebenwirkungen der Medikamente hinzu. Sollten Sie derartige Ängste haben, schämen Sie sich nicht dafür. Es ist in Ordnung, Angst zu haben. Es ist auch in Ordnung, sich deswegen vorsichtiger zu ernähren und zu verhalten, als andere Leute es für gut befinden. Wichtig ist, dass Sie sich damit so gut fühlen, wie es möglich ist.

Dennoch können diese Ängste lähmend sein und der zusätzliche Stress schadet Ihnen mehr, als dass er Ihnen guttut. Es gibt für Sie daher zahlreiche Möglichkeiten, den Austausch darüber zu suchen. Ich möchte Ihnen hiermit anraten, sich Hilfe zu suchen. Dazu können Sie im Internet Foren aufsuchen, in denen Sie sich mit Gleichgesinnten besprechen und auch gegenseitig aufbauen können, Sie können selbstverständlich das Gespräch mit Partner, Familie und Freunden suchen, Sie können Vereinen beitreten, die sich mit CED auskennen und Selbsthilfegruppen anbieten, wenn Ihnen der persönliche Austausch mit anderen Betroffenen wichtig ist, oder Sie suchen sich eine professionelle Gesprächstherapie. Dabei können Sie lernen, wie Sie sich besser entspannen, Sie können Ihre Ängste und Sorgen preisgeben, ohne sich Sorgen über Verurteilung zu machen, wenn Sie beispielsweise doch wieder Sahnetorte genascht haben, obwohl es Ihnen nicht gut genug dafür ging, und so weiter.

Einen wichtigen ersten Schritt in die richtige Richtung haben Sie jedoch bereits getan, denn Sie lesen diesen Ratgeber. Damit sind Sie über die Möglichkeiten und Gefahren der Krankheit aufgeklärt. Außerdem finden Sie nicht nur im aktuellen und nächsten Kapitel wichtige Hinweise, wie Sie Ihre schulmedizinische Behandlung unterstützen können, sondern Sie finden auch noch einen Abschnitt, der Ihnen den Alltag mit Colitis ulcerosa in verschiedenen Situationen erleichtern soll.

Unter www.dccv.de finden Sie Selbsthilfegruppen und Informationen, wie Sie bei sich vor Ort etwas gegen Ihre Ängste und Sorgen tun können. Dies ist die Seite der **D**eutschen Morbus **C**rohn/**C**olitis ulcerosa **V**ereinigung e. V. Über Ihren Hausarzt oder Gastroenterologen gelangen Sie an Namen von hilfreichen Therapeuten, die Ihnen wiederum weiterhelfen können. Ebenso erhalten Sie Hilfe von Ihrem behandelnden Arzt, wenn es um Formalia wie die Beantragung eines Behindertenausweises oder den Erhalt des Euro-WC-Schlüssels geht. Mehr Informationen dazu ebenfalls im Abschnitt über das Leben mit Colitis ulcerosa.

NATURHEILKUNDLICHE UNTERSTÜTZUNG

In der Naturheilkunde gibt es unterschiedliche Verfahrensweisen, die Ihnen helfen können, die Schulmedizin im Kampf gegen Ihre Colitis ulcerosa zu unterstützen. Vielleicht ist auch das Erste, was Ihnen zur Naturheilkunde einfällt, die Homöopathie. Bei der Homöopathie ist es so, dass Sie einer ganzheitlichen Betrachtung unterzogen werden. Anschließend werden Ihnen Mittel verschrieben, welche die Beschwerden aufheben sollen. Dabei wird jedoch nicht wie in der Schulmedizin das gegeben, was das Gegenteil bewirkt, sondern es werden natürliche Mittel in unterschiedlichen Verdünnungen (Potenzen) gegeben, die das Gleiche bewirken, wie das, was Ihre Symptome darstellen. Das mag befremdlich klingen, kann jedoch, wenn Sie es wirklich versuchen möchten, Linderung verschaffen. Eine Heilung ist auch hierdurch nicht möglich und auch sollte die

Homöopathie nur ergänzend genutzt werden, jedoch konnten Patienten schon von schnellen Besserungen berichten. Mittlerweile unterstützen auch viele Krankenkassen diesen Zweig der Medizin, wenigstens bezüglich der Medikation. Wenn Sie sich diesbezüglich unsicher sind, wird auf der Homepage Ihrer Krankenkasse eine Liste der unterstützten Heilpraktiker und Homöopathen aufgelistet sein.

Alternativ dazu helfen Ihnen vielleicht auch eine Ernährungstherapie, bei der Ihr Ernährungsplan auf Ihre individuellen Bedürfnisse abgestimmt wird. Auch kann zu dieser Form der Behandlung eine probiotische Diät gehören, die Ihre Darmflora sozusagen neu starten soll. Ähnliche Aspekte finden sich ebenso unter dem Begriff der Darmsanierung. Allerdings ist dies eine im Vergleich aggressive Methode, da hierbei zuerst der Darm vollständig gereinigt wird, um alle Schadstoffe zu entfernen. Ziel einer Darmsanierung ist es, die Flora der empfindlichen Schleimhaut von Grund auf neu aufzubauen. Auch diese Methode können Sie bei einem Heilpraktiker oder Homöopathen anfragen.

Bezüglich der Probiotika lässt sich sagen, dass damit nicht gemeint ist, dass Sie sich für einen gewissen Zeitraum von frei verkäuflichen Joghurts mit „probiotisch" im Slogan ernähren sollen; hierbei geht es um den gezielten Einsatz von Bakterienkulturen, beispielsweise nach einer Entfernung oder falls Ihre Darmflora durch den Einsatz von antibiotischen Mitteln zerstört wurde. Somit kann Ihnen eine solche Behandlung nur in manchen Fällen helfen. Bevor Sie sich einer Darmsanierung unterziehen, sollten Sie jedoch in jedem Fall Ihren behandelnden Arzt informieren, damit dieser Sie über mögliche Gegenanzeigen in Ihrem speziellen Fall beraten kann. Immerhin geht es bei einer Darmsanierung darum, den Darm erst einmal vollständig zu entleeren, was Sie auch bei einer Darmspiegelung tun würden, jedoch mit anderen Mitteln, um dann Ihren Darm von nahezu allen Kulturen zu befreien, beispielsweise mit natürlichen Fungiziden oder Ähnlichem, um anschließend Ihre Darmflora nach und nach aufzubauen. In den meisten Fällen ist davon jedoch abzuraten, denn eine

Darmsanierung erfordert im Anschluss eine bestimmte Ernährungsweise, beispielsweise mit viel Rohkost und Ballaststoffen, welche dann, nachdem Sie Ihren Darm mit der Sanierung gestresst haben, möglicherweise kontraproduktiv sein kann.

Andere Naturheilprodukte hingegen haben sich als wirkungsvolle Unterstützer hinsichtlich einer akuten Colitis ulcerosa gezeigt. Hierzu gehören natürliche Stoffe, die sehr wirksam gegen Entzündungen sind. Besonders erfreulich finde ich dabei die Heidelbeeren, die eine entzündungshemmende Wirkung haben. Diese können Sie dementsprechend in einer akuten Phase als Snack einbauen oder über Ihr Frühstücksmüsli geben. Ähnliche Wirkung haben die Weihrauchrinde, die Myrrhe und die Gelbwurz, besser als Kurkuma bekannt. Diese drei pflanzlichen Stoffe sind in verschiedenen Dosierungen erhältlich und haben sich als sehr hilfreich erwiesen. Mittlerweile gibt es sogar Präparate, die den Einsatz chemischer Entzündungshemmer ersetzen können. Diesbezüglich können Sie sowohl Ihren behandelnden Arzt als auch einen Homöopathen befragen. Diese können Ihnen die Dosierung genauer erläutern, damit Sie das für Ihren Fall richtige Präparat erhalten. Diese Mittel können nicht nur in einer akuten Phase Linderung verschaffen, sondern auch Ihre Remission aufrechterhalten. Es ist dementsprechend einen Versuch wert, sich mit diesen natürlichen Mitteln zu befassen.

Die Einnahme von Flohsamen kann in einer akuten Phase helfen, den flüssigen Stuhlgang im Darm zu binden und somit die Frequenz etwas zu verringern. Außerdem kann ein Kamille-Sitzbad die Schmerzen am After sowie Fissuren und Abszesse etwas lindern. Beides erhalten Sie in natürlicher Form in der Apotheke. Präparate für Sitzbäder können Sie jedoch auch fertig in der Drogerie oder im Reformhaus bekommen.

Neben der westlichen Form der Naturheilkunde, wobei Weihrauch und Myrrhe schon seit langer Zeit in der ayurvedischen Medizin eingesetzt werden, gibt es auch die Traditionelle Chinesische Medizin, die mit verschiedenen Möglichkeiten aufwartet. Sofern Sie einen Kundigen finden, der sich mit der chinesischen Kräuter- und Ernährungskunde befasst, ist es möglich, dass Sie durch diesen an natürliche, allerdings nicht ausschließlich pflanzliche Mittel gegen die verschiedenen Beschwerden einer Colitis ulcerosa gelangen. Was Ihnen möglicherweise aus diesem Zweig der Medizin schneller und besser hilft und leichter zu erhalten ist, unter anderem, weil mittlerweile zahlreiche Krankenkassen diese Therapie unterstützen, ist die Akupunktur. Bei diesem Verfahren werden Ihnen an bestimmten Körperstellen Nadeln leicht in die Haut gestochen. Schmerzen empfindet man dabei nicht, allerdings gibt es hierbei bestimmte Behandlungen, die Ihre Schmerzen und das allgemeine Unwohlsein durch Ihre Colitis ulcerosa lindern können.

Lesen Sie im nächsten Kapitel, wie Sie in akuten Fällen selbst Zuhause Ihrem Wohlbefinden auf die Sprünge helfen können.

Akute Beschwerden selbst lindern

Oftmals überfällt einen der Schub und man ist nicht darauf vorbereitet. Dies ändert sich mit der Zeit, wenn man seine Auslöser besser kennt. Damit Sie dennoch Linderung erfahren, habe ich Ihnen die wichtigsten Punkte zusammengestellt, die Sie selbst und ohne große Übung anwenden können.

SCHMERZLINDERUNG DURCH YOGA

Yoga konnte mittlerweile als hilfreiche Maßnahme zur Verbesserung zahlreicher Parameter bei Colitis ulcerosa nachgewiesen werden. Eine Studie in Essen ergab, dass nach 12 Wochen bei allen Patienten nicht nur das Wohlbefinden gesteigert wurde, sondern dass auch die medizinischen Werte besser wurden. Es kam zu weniger notwendigen Toilettenbesuchen, Schmerzlinderung, niedrigen Entzündungswerten und einer allgemeinen Verbesserung der Blutwerte. Daher kann ich Ihnen Yoga nur ans Herz legen. Sie können dies jederzeit Zuhause auf einem Teppich oder einer Gymnastikmatte durchführen.

Die folgenden Übungen können Sie ganz einfach nachmachen und auch gern als Routine zum Schlafengehen einbauen. Die Übungen beruhigen und entspannen den Körper, sodass auch Ihre Leibesmitte zu mehr Ruhe kommt. Ob Sie sehr beweglich sind oder nicht, spielt dabei keine Rolle, denn sollte eine Übung zu viel von Ihren Muskeln und Bändern verlangen, führen Sie die Übung so weit aus, wie es Ihr Körper zulässt. Sie sollten die Bewegung spüren, aber diese sollte nicht schmerzen. Wichtig ist, dass Sie auf das korrekte Ein- und Ausatmen achten. Die Übungen dauern in etwa 15 Minuten.

1. Sobald Sie bequeme Kleidung tragen, setzen Sie sich bequem im Schneidersitz auf Ihre Matte. Die Hände ruhen auf Ihren Knien, Ihre Augen sind geschlossen. Um in die richtige Stimmung zu gelangen, atmen Sie dreimal tief durch die Nase ein und geräuschvoll durch den Mund wieder aus. Konzentrieren Sie sich dabei nur auf Ihren Atem und auf einen geraden Rücken. Wenn Sie nun den Tagesballast etwas von sich geworfen haben, öffnen Sie Ihre Augen. Wir können loslegen.

2. Atmen Sie erneut tief ein, strecken Sie dabei die Arme weit zu den Seiten aus, auch gern etwas nach hinten, wobei sich Ihr Brustkorb etwas nach vorne und oben reckt. Beim Ausatmen ziehen Sie die Arme nach vorn, so, als würden Sie eine Kugel umarmen, auch Ihren Rücken krümmen Sie dabei ein wenig und ziehen den Bauchnabel tief ein. Wiederholen Sie diese Übung dreimal. Achten Sie dabei darauf, dass Sie sich beim Einatmen groß machen und viel Raum einnehmen und beim Ausatmen in sich zusammenfallen.

3. Wenn Sie beim dritten Mal mit den Händen vorn angekommen sind, verschränken Sie die Finger miteinander. Während Sie das nächste Mal tief einatmen, richten Sie sich gerade auf und recken die Arme mit den Handflächen nach oben senkrecht in die Höhe. Atmen Sie hier einmal kurz aus und wieder ein und entspannen Sie dabei die Schultern ein wenig.

4. Atmen Sie erneut tief aus und beugen Sie nun Ihren Oberkörper nach rechts. Stellen Sie sich dazu vor, an Ihren Händen hinge ein Gewicht, das die Arme dorthin zieht. Ein leichtes Ziehen in der linken Taille ist in Ordnung. Beim Einatmen gehen Sie mit den Armen zurück in die Senkrechte.

5. Atmen Sie nun wieder aus und beugen Sie sich dabei nach links, sodass es ein wenig in Ihrer rechten Taille zieht. Den Ablauf können Sie noch ein weiteres Mal wiederholen: Beim Einatmen die Arme senkrecht, beim Ausatmen nach rechts beugen, beim Einatmen die Arme senkrecht, beim Ausatmen nach links beugen.

6. Kommen Sie nun beim nächsten Einatmen wieder in die Mitte. Während Sie dann ausatmen, lösen Sie die Hände voneinander und legen diese wieder auf den Knien ab. Gönnen Sie sich einen Atemzug Pause.

7. Dann strecken Sie das linke Bein gerade nach vorn und legen die Fußsohle des rechten Fußes an den linken Oberschenkel. Beim nächsten Ausatmen beugen Sie sich mit ausgestreckten Armen und dem gesamten Oberkörper nach vorn und umfassen Ihren linken Fuß mit beiden Händen. Geht dies noch nicht, umfassen Sie Ihr Bein so weit unten, wie es Ihnen möglich ist. Sie können Ihre Arme auch mit den Handflächen nach oben so weit es geht nach vorn auf den Boden legen und den Oberkörper so tief wie möglich herunterbeugen.

8. Verharren Sie in dieser Position für drei tiefe Atemzüge, Sie können die Augen gern schließen, und lassen Sie sich tief in die Entspannung fallen.

9. Richten Sie sich anschließend wieder auf und wechseln Sie die Beinposition: Das rechte Bein strecken Sie gerade nach vorn und Sie legen die linke Fußsohle an den rechten Oberschenkel, beugen Sie sich dann wieder nach vorn und entspannen Sie auch hier für drei Atemzüge.

10. Richten Sie sich beim nächsten Einatmen wieder auf, strecken Sie kurz beide Beine aus und winkeln Sie diese dann gemütlich an.

11. Beim Ausatmen wenden Sie sich mit dem gesamten Oberkörper aus der Taille heraus nach links, Sie können sich dabei mit der linken Hand hinter dem Rücken abstützen, der rechte Arm sollte der Bewegung des Oberkörpers folgen. Beim Atmen drehen Sie sich zurück in die Mitte und der nächsten Ausatmung gleichermaßen nach rechts. Wiederholen Sie diese Übung noch einmal je Körperseite.

12. Legen Sie sich nun auf den Rücken und ziehen Sie die Knie in Richtung Ihrer Brust, sodass Ihr Gesäß sich leicht vom Boden abhebt und Ihr Rücken gerade auf dem Boden ist. Umfassen Sie die Knie locker mit den Händen und beginne Sie, Ihre Hüfte erst fünf- oder sechsmal in die eine Richtung zu kreisen und anschließend in die andere Richtung. Nutzen Sie dazu Ihre Arme, die Ihre Knie bewegen, so entspannt sich Ihre Rumpfmuskulatur. Anschließend setzen Sie die Füße wieder mit angewinkelten Beinen auf den Boden und entspannen für ein oder zwei Atemzüge mit geschlossenen Augen.

13. Legen Sie nun Ihre Arme zu den Seiten mit den Handflächen nach oben vom Körper weg und ziehen Sie Ihre Knie nach oben, sodass Ihre Hüfte beweglich wird. Solange die Beine angewinkelt nach oben zeigen, atmen Sie ein. Lassen Sie dann langsam Ihre Knie nach links fallen, wobei Sie die Hüfte ebenfalls drehen, den Oberkörper aber gerade auf dem Boden lassen. Das Gesicht wende Sie in die entgegengesetzte Richtung. Je besser Sie werden, desto eher werden Sie Ihre Beine in dieser Position vollständig auf dem Boden ruhen lassen können.

14. Verharren Sie so für zwei oder drei ruhige Atemzüge, dann ziehen Sie die Knie beim Einatmen wieder nach oben, beim nächsten Ausatmen lassen Sie Ihre Knie genauso nach rechts fallen und drehen die Hüfte mit, der Kopf wandert in die entgegengesetzte Richtung. Wiederholen Sie diese Übung dreimal je Seite.

15. Legen Sie sich anschließend entspannt auf den Boden und atmen Sie mit geschlossenen Augen einige Atemzüge tief ein und aus. Entspannen Sie sich und kehren Sie langsam zurück, wenn Sie dazu bereit sind.

WÄRMEBEHANDLUNG

Bei akuten Schmerzen kann es helfen, den Bauch warmzuhalten. Hierbei kann Ihnen zuhause auf dem Sofa eine Wärmflasche oder ein warmer Umschlag helfen. Wenn Sie dazu ein Handtuch mit Kamillenbad in warmem Wasser tränken, sich dies auf den Bauch legen und mit einem trockenen, größeren Handtuch umwickeln, können Sie dies sogar über Nacht wenigstens für einige Stunden nutzen, um die Schmerzen und den Darm etwas zu beruhigen.

Sollten Sie sich außerhalb Ihrer Wohnung aufhalten oder häufiger auf der Arbeit von Schmerzen überfallen werden, lohnt es sich, Wärmepflaster an der Arbeitsstelle aufzubewahren. Greifen Sie dabei nicht auf diejenigen zurück, die mit Chili und anderen Substanzen chemisch auf der Haut reagieren, sondern jene, die mithilfe kleiner Polster physisch reagieren. Hierbei ist die Marke Thermacare® sehr groß, es gibt jedoch in den Drogerien auch günstigere Anbieter. Besonders eignen sich hierbei die Wärmepflaster gegen Regelschmerzen. Diese sind so zugeschnitten, dass sie unter den Hosenbund passen. Die Wärmepflaster geben für bis zu 12 Stunden relativ konstante Wärme ab und reizen die Haut nicht so, wie es beispielsweise ABC-Wärmepflaster tun würden.

Die einzige Gegenanzeige sind starke Blähungen. Dabei sollten Sie austesten, ob Ihnen Wärme eher guttut, denn Gase dehnen sich unter Wärme aus und es könnte bei starken Flatulenzen zu stärkeren Schmerzen kommen.

SELBSTHYPNOSE

Bei der Selbsthypnose versetzen Sie sich selbst in eine Trance, die Ihnen hilft, Entspannung zu finden, Ängste und Sorgen zu bekämpfen und den Stress des Alltags abzulegen. Es handelt sich um eine Art der Meditation, bei der Sie sich selbst einen Zustand suggerieren, der Sie in Wohlbefinden versetzt. Diese Technik braucht ein wenig Übung, weshalb ich Ihnen nur einen ersten Ansatz mitgeben kann. Diese Technik hilft Ihnen nicht nur, die körperlichen Schmerzen oder die Angst vor dem nächsten Schub besser in den Griff zu bekommen, sondern ebenso, ein besseres Gefühl für sich selbst zu erhalten. Dabei können Sie sich selbst nahe genug kommen, um Ihren Körper besser einschätzen zu können. Sie lernen, in sich hineinzuhorchen, und können nach einiger Zeit der Übung besser feststellen, was Ihr Körper braucht, wann sich ein Schub ankündigt und wie Sie sich beispielsweise ernähren oder bewegen sollten.

Für eine tiefgehende Selbsthypnose ist es von Vorteil, wenn Sie dazu einen Trainer haben, der die Geschichten für die Hypnose mit Ihnen gemeinsam auf Ihre individuellen Bedürfnisse abstimmt. Dennoch wähle ich nun ein gängiges Beispiel, bei dem Sie Entspannung erfahren können, wodurch sich Ihr verspannter Körper lockert und Ihre Schmerzen sich verringern.

Suchen Sie sich einen ruhigen Ort und legen Sie sich bequem hin, gern können Sie eine leichte Decke mitnehmen, damit Sie nicht zu frieren beginnen. Außer einem Wecker, den Sie für den Anfang auf 10 bis 15 Minuten einstellen, sollte Sie nichts stören. Wenn es sich um einen Handywecker handelt, wählen Sie einen langsam ansteigenden, sanften Wecker-Ton und schalten Sie den Flugzeugmodus ein.

Legen Sie sich nun bequem hin, mit oder ohne Decke. Legen Sie sich flach auf den Rücken, die Beine leicht auseinander, die Arme locker neben dem Körper mit den Handflächen nach unten. Sagen Sie sich nun folgende Anweisungen sanft im Geist vor, während Sie mit geschlossenen Augen tief durch die Nase ein- und ausatmen:

Mit jedem Einatmen bekomme ich mehr Energie und Entspannung in meinen Körper.

Jedes Ausatmen entlastet mich mehr und transportiert nach und nach alle Sorgen, Ängste und Schmerzen aus meinem Körper.

Jeder Atemzug lässt meine Glieder schwerer werden.

Ich spüre, wie meine Handflächen, meine Arme, meine Fersen, meine Waden und Oberschenkel auf dem Boden liegen.

Ich spüre die Energie der Erde, die durch meine Schultern, meinen Kopf und meinen Rücken in meinen Körper fließt.

Alle meine Körperteile sind entspannt und gelockert.

Mein Ziel ist klar und deutlich vor mir.

Mein Bauch und mein Darm werden sich beruhigen.

Ich lasse die Schmerzen los.

Mit jedem Atemzug gleiten die Schmerzen aus meinem Körper hinaus und verfliegen wie Seifenblasen.

Ich entspanne mich.

Es fällt mir leicht, mich zu entspannen.

Ich konzentriere mich auf das Ziel, das klarer als je zuvor vor mir liegt.

Ich konzentriere mich darauf, meinen Bauch und meinen Darm zu beruhigen.

Ich sehe ganz deutlich vor mir, wie ich wieder unbeschwert bin.

Ich bin unbeschwert und entspannt.

Ich sehe, wie sich positive Energie mit jedem Atemzug an die Stellen begibt, die mir Kummer bereiten.

Die Energie erleuchtet und wärmt diese Stellen.

Der Schmerz löst sich auf.

Nun ist auch mein Bauch entspannt.

Ich habe mein Ziel erreicht.

Die Entzündung klingt ab, ich bin entspannt.

Ich kann nun wieder ganz entspannt meinem Alltag folgen.

Nichts wird mich davon abhalten, dieses Ziel jeden Tag zu erreichen.

Es wird mir immer besser gelingen.

Ich bin ganz entspannt.

Ich atme tief ein und wieder aus.

Ich spüre die Luft in meine Lunge strömen.

Ich atme wieder tief ein und aus.

Ich beginne, die Umgebung um mich herum wahrzunehmen.

Ich atme noch einmal tief ein und aus.

Ich öffne langsam die Augen und bin wieder im Hier und Jetzt angekommen.

Sie können diese Übung jederzeit wiederholen. Wenn es Ihnen besser gefällt, können Sie dabei auch eine Wärmflasche nutzen oder in kreisenden Bewegungen Ihren Bauch streicheln. Sie können die Sätze so oft wiederholen, wie es nötig ist, damit die entsprechende Wirkung einsetzt, andere Sätze hinzufügen, die Schmerzen durch die Angst austauschen oder Sätze so umformulieren, dass Sie besser auf Sie zugeschnitten sind. Wichtig ist bei der Selbsthypnose, dass Sie Ihr Ziel formulieren und sich dorthin arbeiten, immer mit dem Bewusstsein, dass es Ihnen immer leichter fallen wird, diesen entspannten Zustand zu erreichen. Sie können die Dauer der Meditation ausweiten oder verkürzen. Sie werden merken, dass Sie bereits nach wenigen Übungen schneller in die Entspannung fallen, und irgendwann können Sie diese Entspannung auch während einer kurzen Pause im Büro oder an einer Wartephase an der Ampel herbeiführen.

MASSAGE

In vielerlei Hinsicht sind Massagen eine Wohltat. Sie werden genutzt, um Verspannungen zu lösen, um Schwangere von Verdauungsbeschwerden zu entlasten oder um sich eine entspannte Zeit zu gönnen. Aber wenn Massagen bei Schwangeren die Herausforderungen lindern können, dann können sie dies ebenfalls bei Colitis ulcerosa-Patienten tun. Hierbei gibt es jedoch zu beachten, dass die sogenannte Colon-Massage nicht bei einem akuten Schub ausgeführt werden sollte. Dabei könnten die Geschwüre sich verschlimmern und damit einhergehend auch die Schmerzen.

Liegen jedoch außerhalb einer akuten Phase beispielsweise Verstopfung oder Blähungen vor, können Sie Ihren Dickdarm mit dieser Massagetechnik unterstützen, damit er nicht übermäßig durch die Störung gereizt und kein akuter Schub ausgelöst wird.

Mit der Massage sollten Sie 120 Minuten nach der letzten Mahlzeit warten und Ihre Hände sollten warm sein. Verzichten Sie auf Öle oder Cremes, diese können Sie zur Entspannung der Haut nach der Massage auftragen. Sie sollten während der Massage auf dem Rücken liegen und Ihre Bauchmuskeln sollten entspannt sein.

Legen Sie nun Ihre Hände flach auf Ihren rechten Unterbauch und beginnen Sie, mit sanftem Druck nach oben zum Rippenbogen zu massieren. Schließlich folgen Sie dem Rippenbogen in einem sanften Bogen nach links. Anschließend fahren Sie auf der linken Seite wieder mit den Händen nach unten. Die Bewegungen sollten sanft und in kurzen Strichen in die jeweilige Richtung erfolgen, damit Sie die Laufrichtung des Darms einhalten und dessen Muskelkontraktionen leicht nachahmen.

Leben mit Colitis ulcerosa

Es ist gut, wenn Sie diverse Hilfsmittel an der Hand haben, um Ihr Leben mit Colitis ulcerosa qualitativ hochwertiger gestalten zu können. Allerdings ist diese Erkrankung auch eine psychische Belastung und ein wahrer Nerventest im Alltag. Ein wichtiger Schritt ist, dass Sie sich als betroffene Person damit auseinandersetzen. Der erste Schritt dazu ist die Akzeptanz der Krankheit. Diese wird leider ein Teil Ihres Lebens sein und bleiben, da bisher keine Chance auf vollständige Heilung besteht. Dennoch können Sie mit den Tipps aus diesem Ratgeber schnell einen Schub erkennen und Ihrem Körper helfen, diesen schnell und einfach hinter sich zu lassen sowie ihn abzumildern. Akzeptieren Sie jedoch Ihre Erkrankung nicht, werden Sie vermehrt in Stress verfallen, wenn Sie durch einen Schub eingeschränkt werden, was diesen wiederum verschlimmert. Weiterhin wird es Ihnen bei fehlender Akzeptanz schwerfallen, Ihr Umfeld einzuweihen, damit Sie dort auf Verständnis stoßen, falls einmal eine Verabredung nicht wahrgenommen werden kann oder Ähnliches.

Damit diese Akzeptanz Ihnen leichter fällt, habe ich Ihnen einige Hinweise für die wichtigsten Lebensbereiche aufgeschrieben. Je mehr Lösungen Sie bereits parat haben, um schwierige Situationen spielerisch zu meistern, desto eher wird es Ihnen leichtfallen, Ihre Krankheit als ungeliebten, aber notwendigen Teil Ihres Selbst anzuerkennen.

COLITIS ULCEROSA UND PARTNERSCHAFT

Eine Partnerschaft wird auf unterschiedliche Weise durch die Erkrankung beeinflusst. Ob Sie bereits in einer Beziehung sind oder erst nach der Diagnose eine Beziehung beginnen, macht dabei ebenfalls einen Unterschied. Besteht bereits eine Partnerschaft, werden Sie schon vor der Diagnose Schwierigkeiten gehabt haben – darum haben Sie schließlich einen Arzt aufgesucht. Sie waren bisher erschöpft, hatten vermutlich oft Verdauungsbeschwerden. Durch diese Symptome ist es schwer, gemeinsam Urlaub zu machen oder Verabredungen mit Freunden und mit der Familie einzuhalten. Dennoch ist Ihr Partner bereits „Leid erprobt", denn er kennt Ihre Symptome. Möglicherweise ist dadurch Ihre Beziehung belastet worden, weil Ihr Gegenüber nicht verstehen konnte, warum Sie immer wieder Verabredungen absagen oder unterbrechen mussten. Dann haben Sie nun eine Erklärung und können gemeinsam mit dem Gegenüber an der Beziehung arbeiten. Sie finden Unterstützung und Verständnis anstelle von Wut und Enttäuschung.

Gehen Sie jedoch eine neue Beziehung ein, mit jemandem, der möglicherweise nicht betroffen ist, stellt Sie das vor neue Herausforderungen. Sie werden sich sehr wahrscheinlich häufiger außerhalb verabreden, beispielsweise im Kino, zum Abendessen oder auf anderen, länger andauernden Veranstaltungen. Besonders während der Kennenlernphase ist es schwierig, denn es behindert das Vertrauen, wenn eines oder mehrere der ersten Dates abgesagt werden. Daher ist es wichtig, dass Sie offen sind und sich keine Ausreden einfallen lassen, wenn es Ihnen nicht gut geht. Alternativ dazu, wenn es Ihnen noch zu unangenehm ist, eine entzündliche Darmerkrankung zu erwähnen, bieten Sie bei der Absage direkt eine Alternative an. Dazu müssen Sie jedoch wissen, wann Sie wieder in Ordnung sind, also Ihren Körper sehr gut kennen. Oder, falls es auf eine für Sie eher stressige Veranstaltung gehen soll, bieten Sie, wenn es Ihnen gesundheitlich möglich ist, einen alternativen Ort an, beispielsweise ein nettes Café oder ein Bistro, wo Sie im Zweifel schnell eine Toilette aufsuchen können. Dennoch sollten Sie früh beginnen, Ihren Partner aufzuklären, warum es Ihnen manchmal leider nicht möglich ist, an Unternehmungen teilzunehmen. Es ist nichts Schlimmes daran, Ihr Gegenüber wird Verständnis haben.

Aber nicht nur die Verabredungen können innerhalb einer Beziehung eine Herausforderung darstellen oder der gemeinsame Urlaub, auch das Sexualleben leidet unter Colitis ulcerosa. Wenn Sie an einem akuten Schub leiden, werden Sie sehr wahrscheinlich keine Lust haben. Dies sollten Sie Ihrem Partner in jedem Fall erklären. Ob es sich dabei um einen Mann oder um eine Frau handelt: Jeder, der abgewiesen wird, bezieht dies erst einmal – bewusst oder unbewusst – auf sich selbst. Geben Sie daher an, wenn es an der Krankheit liegt, damit sich niemand ungewollt fühlt.

COLITIS ULCEROSA UND SCHWANGERSCHAFT

Grundsätzlich beeinträchtigt Colitis ulcerosa weder Ihre Fruchtbarkeit noch Ihre Schwangerschaft direkt. Was Sie jedoch im Hinterkopf behalten sollten, ist, dass ein akuter Schub Ihnen wichtige Nährstoffe und Flüssigkeit entzieht, die Sie während einer Schwangerschaft und in der Stillzeit durch eine zusätzliche Aufnahme von Flüssigkeit und Nährstoffen ausgleichen müssten. Im Zweifel können Sie hier mit Ihrem Arzt über Nahrungsergänzungsmittel sprechen und auch darüber, wann Sie diese am besten einnehmen, ohne dass diese direkt wieder ausgeschieden werden.

Was Ihnen jedoch bereits bei der Planung im Weg sein könnte, sind die Medikamente. Dies gilt im Übrigen auch für Männer mit

Kinderwunsch, denn einige Medikamente beeinflussen den Sexualtrieb und können die Fruchtbarkeit beeinträchtigen. Sprechen Sie daher sowohl als Mann als auch als Frau mit Ihrem behandelnden Arzt, um Eventualitäten vorzubeugen und gegebenenfalls die Medikamente auszutauschen. Dies gilt außerdem für die Zeit des Stillens, denn auch über die Muttermilch erhält das Kind noch zahlreiche Stoffe, die Sie mit der Nahrung und Medikamenten aufgenommen haben. Sollten Sie überlegen, nicht zu stillen, so denken Sie darüber noch einmal in Ruhe nach und besprechen dies mit Ihrem Arzt. Sicherlich ist es in manchen Fällen aus medizinischen Gründen nicht möglich, auf der anderen Seite stärkt Muttermilch das Immunsystem des Kindes, wodurch auch bei Ihrem Kind die Wahrscheinlichkeit, später selbst an Colitis ulcerosa zu erkranken, geringer wird.

Sollten Sie keinen Kinderwunsch hegen, denken Sie bitte daran, dass Sie die Pille während eines Schubes zu schnell wieder ausscheiden könnten, und ändern Sie daher das Verhütungsmittel Ihrer Wahl. Nutzen Sie stattdessen Kondome, Hormonstäbchen oder -spritze oder andere Verhütungsmittel. Achten Sie auch bei hormoneller Verhütung darauf, ob sich die Medikation Ihrer Colitis ulcerosa mit den Hormonpräparaten verträgt, damit Sie keine schreienden Überraschungen erwarten.

COLITIS ULCEROSA UND BERUF

Je nachdem, welchen Beruf Sie ausüben, kann Colitis ulcerosa Ihnen dort erhebliche Probleme bereiten. Selbst, wenn Sie von Zuhause aus arbeiten, sei es im Homeoffice oder selbstständig, kann die Erkrankung Beschwerden verursachen, wenn es um die Einhaltung von Fristen und Terminen geht. Aber ob Sie nun im Schichtdienst arbeiten oder freiberuflicher Autor sind: Ein Schub wird Ihren beruflichen Alltag massiv beeinträchtigen. Für Freiberufler gilt an dieser Stelle, dass diese ihren Alltag so planen müssen, dass auch ein Ausfall von einigen Tagen nicht die Existenz bedroht. Besonders bei Abgabedruck kann ein Schub schnell die Pläne durchkreuzen, planen Sie daher stets genug Zeit in guten Phasen ein, um nicht in einer schlechten Zeit negative Konsequenzen im finanziellen Bereich davontragen zu müssen.

Möglicherweise ist die Einschränkung im Alltag von Angestellten noch gravierender, da hierbei bereits mit festen Schichten mehrmals wöchentlich eine Frist gesetzt ist. Auch wird hier vermutlich häufiger eine Krankmeldung notwendig sein, sollte Sie ein schlimmer Schub ereilen. An dieser Stelle ist es wichtig, dass Sie zumindest Ihren Vorgesetzten informieren, damit dieser mit Ihnen mögliche Alternativen besprechen kann. Unter Umständen lässt sich eine Kündigung von höherer Stelle mit zusätzlichen Stunden in guten Phasen überwinden oder ein Teil der Arbeit, der Sie belastet und somit immer wieder zu Schüben beiträgt, kann einer anderen Person übertragen werden. Ist Ihre Firma diesbezüglich nicht einsichtig, besteht die Möglichkeit, einen Behindertenausweis zu beantragen, im Zweifel auch mit Gleichstellungsantrag; auf dieser Weise können Sie sich Kündigungsschutz verschaffen. Auch, wenn Sie sich gut mit Ihren Vorgesetzten stellen können, sollten Sie dennoch einen Behindertenausweis beantragen. Mehr Informationen dazu finden Sie unter https://www.betanet.de/ced-schwerbehinderung.html.

Sofern Sie im Team mit mehreren Personen arbeiten und dort wegen häufiger Fehlzeiten oder längerer Pausenzeit bereits etwas Genörgel aufkommt, entscheiden Sie bitte selbst, inwieweit Sie die Kollegen einweihen wollen. Allerdings sollten Sie in jedem Fall das Gespräch suchen und wenigstens erklären, dass Sie gesundheitlich leider eingeschränkt sind und die Kollegen nicht aus Bösartigkeit oder mutwillig häufig mit der Arbeit allein lassen, damit Sie nicht zusätzlich zu Ihrer Erkrankung noch mit dem Unmut der Kollegen zu kämpfen haben.

COLITIS ULCEROSA UND FREIZEIT

Auch außerhalb von Partnerschaft und Beruf kennt Colitis ulcerosa leider kein Pardon und es wird auch Ihre Freizeitgestaltung erheblich beeinflussen. Nichtsdestotrotz können Sie Ihren Körper kennenlernen, um zu wissen, was einen Schub bei Ihnen auslöst. Weiterhin können Sie Maßnahmen treffen, um Verabredungen, Unternehmungen oder Urlaube sicherer zu gestalten.

Zuerst sollten Sie immer informiert sein, wie es an dem Ort, an den Sie gehen, um die sanitären Anlagen bestellt ist. Wo sind diese? Sind diese zuverlässig usw.? Scheuen Sie sich auch nicht davor, im Zweifel vorher um Informationen zu bitten, wenn es beispielsweise um Festivals oder Wanderungen geht. Auch sollten Sie für lange Autofahrten mehr Zeit einplanen, da Sie eventuell öfter Pause machen müssen, und auch hier gilt, dass Sie die Informationen vorab einholen, wo Sie Rast machen und eine Toilette aufsuchen können.

Für Reisen ist es wichtig, dass Sie sich einerseits genau über die Hygieneverhältnisse des Landes informieren, andererseits ist hier auch die medizinische Versorgung ein wichtiger Punkt. Dabei spielen sowohl die Wasserqualität und die Frage, wie Sie an gutes Trinkwasser kommen, eine Rolle als auch die Information, wo sich der nächste Arzt oder die nächste Klinik befinden und wie Sie diese erreichen können. Sollten die Zustände in Ihrem gewünschten Reiseziel unbefriedigend sein, ziehen Sie bitte in Erwägung, ein alternatives Reiseziel zu wählen. Auch der Zeitpunkt Ihrer Reise ist dabei wichtig. Sie selbst kennen Ihren Körper am besten und wissen, wie und wann ein Schub ausgelöst wird. Sicherlich ist dies nicht immer vorhersehbar, aber viele Faktoren werden Sie im Laufe der Zeit herausfinden oder bereits herausgefunden haben. Planen Sie Ihren Urlaub und Ihre Ausflüge und Verabredungen daher außerhalb der vorhersehbaren Schübe.

Für längere Reisen gilt, dass Sie Ihre Medikamente stets bei sich tragen, also im Handgepäck mit sich führen sollten. Ebenso ist es wichtig, dass Sie wissen, ob und wie Sie an Ihrem Urlaubsziel Ihre Präparate kühlen können. In manchen Ländern gehört es nicht zum Standard, dass Sie einen funktionierenden Kühlschrank auf dem Zimmer haben. Allerdings werden Ihre Medikamente sicherlich nicht jede Temperatur aushalten. Auch sollten Sie entweder ausreichend Medikamente, also mehr als eigentlich notwendig, mitnehmen oder wissen, woher Sie im Notfall neue bekommen.

Bei der Diagnose Colitis ulcerosa steht Ihnen jedoch bei Vorlage eines Attests oder Behindertenausweises auch der Euro-WC-Schlüssel zu. Dieser öffnet Ihnen die Türen für öffentliche Toiletten, für die sonst ein Schlüssel erfragt werden muss, aber auch für die barrierefreien WCs. Diesen können Sie dann stets mit sich tragen, umgehen somit Warteschlangen bei den anderen Toiletten und müssen sich keine Sorgen machen, dass Ihr Ausflug durch eine verschlossene Tür zu Tortur wird. Der Schlüssel muss beantragt werden; dabei kann es sein, dass man Ihnen den Antrag erst einmal ablehnt. Lassen Sie sich davon nicht entmutigen, die Behörden sind manchmal so. Wenn Sie die entsprechenden Unterlagen vorlegen, kann man Ihnen diesen Schlüssel nicht verweigern. Dennoch gilt dieser nicht weltweit, sondern vorerst hauptsächlich im deutschsprachigen Raum und in einigen anderen Ländern Europas. Mehr Informationen erhalten Sie unter https://www.bsk-ev.org/mitglieder-spender/hilfe-und-service/euro-wc-schluessel/.

Für den zwischenmenschlichen Bereich bei Reisen und Verabredungen gilt auch hier: Informieren Sie Ihre Verabredung über Ihre Situation. Wenn Sie absagen müssen, sollte das Gegenüber wissen, dass es sich um einen gesundheitlichen Engpass handelt und es weder an einem selbst liegt noch der andere aus fadenscheinigen Gründen absagt.

Alles in allem ist trotz Colitis ulcerosa noch jede Möglichkeit der Freizeitgestaltung offen. Es gibt nichts, was Sie damit nicht tun dürfen, solange sich noch keine Karzinome gebildet haben (in diesem Fall wäre von Kampfsportarten und ähnlichem Kontaktsport abzusehen). Sie können Ihr Leben genießen, wie jeder andere auch. Manchmal bedarf es lediglich eines Aufschubes oder einer gründlichen Vorabinformation. Dennoch gilt in allen Bereichen Ihres Lebens, dass Sie mit Ihrem Gegenüber sprechen und dieses nicht durch schlichtes „Ich kann heute nicht“ zum Grübeln anregen, was der Grund dafür sein könnte.

COLITIS ULCEROSA BEI MINDERJÄHRIGEN

Etwa ein Fünftel aller Diagnosen von Colitis ulcerosa wird bei Patienten vor dem Erreichen des 14. Lebensjahres gestellt. Bei Minderjährigen ist diese Erkenntnis besonders schwer, da deren Leben im Grunde genommen erst beginnt. Durch die Diagnose wird der Start ins Leben erschwert, dennoch können Sie als Eltern hier wichtige Meilensteine für eine gute Lebensqualität sichern, indem Sie sich informieren und Ihr Kind in allen Belangen unterstützen. Hierbei geht es auch darum, dass Sie erkennen, wann Ihr Kind besonders gestresst ist, wann es zu einem akuten Schub kommt und wie Sie Ihr Kind motivieren und psychisch stärken können, denn die Belastung für Kinder ist größer als für Erwachsene. Nicht nur, dass sich Kinder noch im Wachstum befinden und durch den Nährstoffmangel, bedingt durch die Erkrankung, körperliche Entwicklungsstörungen vorliegen können, auch sind die Klassenkameraden und Freunde Ihres Kindes vermutlich nicht alle verständnisvoll, wenn es darum geht, dass Ihr Kind oft krank und erschöpft ist und nicht an allen Unternehmungen teilnehmen kann.

Hilfestellung zum Umgang mit der Erkrankung bei Kindern finden Sie unter www.gpge.de. Dort können Sie auch einen Kinder-Gastroenterologen in Ihrer Nähe finde.

Bonusteil: Holistischer Ernährungsplan

Wie Sie bereits gelernt haben, ist es unabdingbar, mindestens in den akuten Phasen besonders auf Ihre Ernährung zu achten. Im Gegensatz zu anderen Ernährungsratschlägen gilt bei Colitis ulcerosa besonders in der akuten Phase, möglichst wenig Ballaststoffe zu sich zu nehmen, da der Dickdarm ohnehin schon belastet ist und nicht auch noch schwer verdauliche und/oder blähende Lebensmittel verdauen sollte. Damit Sie einen abwechslungsreichen und gesunden Plan haben, was Sie während eines Schubes problemlos zu sich nehmen können, habe ich Ihnen einen 7-Tage-Plan erstellt. Weiterhin finden Sie einige zusätzliche Rezepte für besondere Anlässe oder als Ersatz für Mahlzeiten, die Ihnen aus unterschiedlichen Gründen nicht zusagen. Sofern es mir möglich war, habe ich auf Laktose und Gluten verzichtet und gegebenenfalls vegane/vegetarische Alternativen angemerkt.

Im akuten Zeitraum sollten Sie bezüglich Ihrer Getränkewahl auf stilles Wasser und Kräutertee ohne Süßungsmittel zurückgreifen. Hierbei helfen besonders Kamillen- und Melissentee. Kaffee und schwarzen Tee lassen Sie am besten aus. Wenn es nicht anders geht, greifen Sie bitte auf die jeweils milde Variante zurück und belassen Sie es bei einer Tasse pro Tag zum Aufwachen. Softdrinks sollten Sie gänzlich links liegen lassen, dabei im Speziellen die Light-Versionen, da Zuckerersatz- und Zuckeraustauschstoffe Ihre Verdauung zusätzlich belasten, ebenso wie die Kohlensäure.

Sofern nicht anders angegeben, beziehen sich alle Angaben auf eine Portion. Die Rezepte sind durchgehend sehr einfach und mit wenig Aufwand verbunden. Bei einigen Rezepten können Sie die Zutaten auch im Dampfgarer zubereiten, dann ist es noch magenfreundlicher.

Montag		
Frühstück	Mandel-Soja-Müsli Dauer: 10 Minuten 266 kcal, 6 g Kohlenhydrate, 16 g Fett, 14 g Protein	1 EL Sojaflocken 2 EL Leinsamen, geschrotet 2 EL Dinkelkleie 1 TL Ahornsirup 3 EL Heidelbeeren, frisch oder TK 150 ml Mandeldrink, ungesüßt 1 TL gehackte Mandeln Geben Sie alle Zutaten in den Mandeldrink und lassen Sie es kurz aufquellen, etwa ein bis zwei Minuten, dann ist die Speise bereits fertig zum Verzehr.
Snack	Birne	Gilt als säurearm.
Mittagessen	Gemüserisotto Dauer: circa 25 Minuten 453 kcal, 40 g Kohlenhydrate, 27 g Fett, 12 g Proteine	75 g Milchreis 1 El Rapsöl 1 Möhre, etwa 200 g 50 g Erbsen (TK) 2 TL Butter (bei veganen Köchen bitte nicht durch Margarine ersetzen, diese ist bei Colitis ulcerosa kontraproduktiv. Nutzen Sie als Alternative noch einen Schuss Öl.) 1 EL Parmesan (durch vegane Alternative ersetzen oder weglassen) 250 ml Brühe (fertig oder aus den Zusatzrezepten vorbereitet) Waschen, schälen und würfeln Sie die Möhren in kleine Stücke. Dünsten Sie diese für circa 3 Minuten in einem Topf in Öl an, geben Sie dann den Reis hinzu, bis dieser etwas glasig wird. Löschen Sie nun mit der Brühe ab, rühren Sie dabei stetig um. Je mehr Zeit Sie sich dabei lassen, desto geschmeidiger wird das Risotto. Wenn Sie die Brühe eingerührt haben, lassen Sie alles auf kleiner Flamme weitere 20 Minuten köcheln, rühren Sie hierbei gelegentlich um. Ist Ihnen das Risotto zu

		trocken, helfen Sie mit weiterer Brühe nach. Geben Sie fünf Minuten vor dem Ende der Zeit die Erbsen und die Butter hinzu und rühren Sie den Parmesan unter, damit dieser sich vollständig auflöst und die Konsistenz noch cremiger macht.
Snack	Zwei Haferkekse (ohne Schokolade)	Sie können handelsübliche Haferkekse erwerben oder auch Butterkekse naschen.
Abendessen	Kartoffelsüppchen Dauer: eine halbe Stunde 88 kcal, 12 g Kohlenhydrate, je 3 g Fett und Protein	150 g Kartoffeln, mehlig kochend 175 ml Gemüsebrühe (fertig oder einer der Brühen aus den Zusatzrezepten weiter unten) 30 g Kräuterfrischkäse Msp. Majoran Pfeffer und Salz Schälen und würfeln Sie die Kartoffeln. Lassen Sie diese 20 Minuten in der Brühe garen. Pürieren Sie anschließend die Würfel, geben Sie Frischkäse und Gewürze hinzu, rühren Sie alles gründlich um und lassen Sie es sich schmecken.

Dienstag		
Frühstück	<u>Quarkbrötchen</u> Dauer: etwa 30 Minuten 196 kcal, 35 g Kohlenhydrate, 1 g Fett, 10 g Proteine *Eine vegane Alternative wäre an dieser Stelle Ciabatta, da durch Zusätze wie Proteinpulver und andere Zutaten nicht garantiert werden kann, dass diese in einer akuten Phase gut sind.*	300 g Weizenmehl 250 g Magerquark 1 Ei 1 Tütchen Backpulver 50 g Zucker Prise Salz auf Wunsch Milch zum Bestreichen Heizen Sie den Ofen auf 200 °C Umluft vor. Verrühren Sie derweil alle Zutaten miteinander, bis ein gleichmäßiger Teig entsteht. Legen Sie ein Backblech mit Backpapier aus und formen Sie aus der Masse 6 bis 8 Brötchen. Um diese etwas knuspriger zu gestalten, können Sie die Oberfläche mit etwas Milch bestreichen. Nach 20 bis 25 Minuten sind die Brötchen fertig. Sie können dazu Frischkäse oder Butter genießen. Von süßen Brotaufstrichen ist in einer akuten Phase abzuraten.
Snack	1 - 2 Aprikosen	Getrocknet oder frisch.
Mittagessen	<u>Gemüsesuppe</u> Dauer: circa 25 Minuten 198 kcal, 15 g Kohlenhydrate, 8 g Fett, 6 g Protein	½ Bund Suppengrün 1 EL Rapsöl 250 ml Wasser ½ TL Salz Pfeffer nach Bedarf Waschen, schälen und würfeln Sie das Gemüse. Geben Sie die Butter in einen Topf und dünsten Sie Sellerie und Möhren darin bei mittlerer Hitze, bis diese weicher sind. Geben Sie anschließend den Lauch hinzu und gießen Sie das Wasser auf. Schmecken Sie alles mit Gewürzen und Petersilie nach Belieben ab und lassen Sie die Suppe 5 bis 10 Minuten köcheln, das Gemüse sollte weich sein. Wenn die Suppe Ihnen allein nicht ausreicht, können

		Sie etwas Weizenbrot oder Toast dazu essen.
Snack	3 Butterkekse	
Abendessen	Ciabatta mit Frischkäse	Gönnen Sie sich gern einen milden Frischkäse auf Ciabatta. Sie können auch etwas Tomate und Basilikum zufügen.

Mittwoch		
Frühstück	Dinkelbrei Dauer: Viertelstunde 200 kcal, 15 g Kohlenhydrate, 13 g Fett, 8 g Protein	30 g Dinkelflocken 250 ml fettreduzierte Milch, ersatzweise Mandelmilch, Nährwertangaben sind dann abweichend 25 g Mandeln, gehackt Banane, ersatzweise Aprikosen (ohne Schale), Birne, Mango oder Pflaumen Lassen Sie die Flocken in der Milch für circa zwei Minuten aufkochen, rühren Sie dabei gründlich um. Lassen Sie die Masse nach Zugabe der Mandeln erneut aufkochen und geben Sie dem Brei schließlich 10 Minuten Quellzeit. Das Obst können Sie derweil raspeln und dann unter den Brei rühren. Genießen Sie diesen gern noch warm, aber nicht zu heiß.
Snack	Apfel	Die säurearmen Sorten Jonagold, Golden Delicious oder Gala eignen sich besonders gut.
Mittagessen	Kräuterlachs Dauer: circa 1 Stunde 151 kcal, 4 g Kohlenhydrate, 7 g Fett, 18 g Protein	etwa 100 g Lachssteak 2 Stiele Petersilie, kraus 1 Stiel Estragon 1 EL Kapern 1 kleine Lauchzwiebel 1 Handvoll Oliven, entsteint und grün oder schwarz, nach Belieben 1 Zitronenspalte 1 EL Olivenöl 1 kleiner Fenchel 1 kleine Möhre 100 ml Gemüsebrühe 3 Pfefferkörner 1 kleines Lorbeerblatt 1 Nelke 1 l Wasser Pfeffer und Salz Waschen Sie Kräuter und Gemüse. Hacken Sie die Kräuter klein, schälen Sie

		das Gemüse, teilen Sie die Lauchzwiebel in feine Ringe, die Oliven und Kapern in kleine Stücke und verrühren Sie alles mit Öl, Salz und Pfeffer. Lassen Sie die Masse eine halbe Stunde ruhen. Schneiden Sie Möhre und Fenchel in feine Scheiben. Kochen Sie es anschließend mit der Brühe, den Pfefferkörnern, der Nelke und dem Lorbeer in einem kleinen Topf auf und gießen Sie das Wasser hinzu, um alles erneut aufkochen zu lassen. Reduzieren Sie nun die Hitze, geben Sie den Fisch hinzu und gönnen Sie ihm ein etwa 12-minütiges Bad, er sollte dann gar sein. Schließlich können Sie den Fisch und das Gemüse aus dem Sud nehmen und mit der Kräutersoße gemeinsam anrichten und genießen.
Snack	Möhrchen	Gern zuvor dampfgegart und/oder Baby-Möhrchen
Abendessen	<u>Fenchelsuppe mit Kürbis</u> Dauer: etwa 1 Stunde 193 kcal, 29 g Kohlenhydrate, 5 g Fett, 6 g Protein	½ kleiner Hokkaido ½ rote Paprika 1 kleiner Fenchel 1 EL Butter 2 TL Mehl 250 ml Wasser Prise Zimt Pfeffer und Salz Waschen Sie das Gemüse, um es anschließend grob zu zerkleinern. Schwitzen Sie alles bei mittlerer Hitze in einem Topf in der Butter für etwa 5 Minuten an, binden Sie dann alles mit dem Mehl und löschen Sie es mit dem Wasser ab. Schließen Sie den Topf und lassen Sie alles etwa eine halbe Stunde garen. Wenn das Gemüse durchgängig weich ist, nehmen Sie den Topf von

		der Hitze und pürieren alles mit einem Pürierstab. Schmecken Sie die Suppe ab, sobald diese eine cremige Konsistenz ohne Stückchen erreicht hat, und genießen Sie Ihre Mahlzeit.

Donnerstag		
Frühstück	Pfirsich-Porridge Dauer: etwa 30 Minuten 175 kcal, 29 g Kohlenhydrate, 5 g Fett, 7 g Protein	1 geschälter, reifer Pfirsich, halbiert 2 EL Ahornsirup 2-3 EL Getreideflocken (5-Korn) 200 ml Milch (ersatzweise vegane Alternative, Nährwerte ändern sich dann) je eine Prise Zimt und Meersalz Heizen Sie den Backofen auf 180 °C vor, legen Sie die Pfirsich-Hälften mit der glatten Seite nach oben in eine Form und füllen Sie je einen halben Esslöffel Sirup in die Ausbuchtung des Pfirsichkerns. Geben Sie das Obst auf diese Weise für etwa eine Viertelstunde in den Ofen. Während dieser Zeit kochen Sie die restlichen Zutaten kurz auf (circa 60 Sekunden), nehmen den Topf vom Herd und lassen die Masse für 5 Minuten ziehen. Anschließend können Sie die Pfirsich-Hälften dazugeben und nach kurzer Abkühl-Phase Ihr Frühstück genießen.
Snack	1 bis 2 Esslöffel Sonnenblumenkerne	Bitte sehr gut kauen.
Mittagessen	Quiche mit Spinat Dauer: circa 1,5 Stunden 406 kcal, 25 g Kohlenhydrate, 28 g Fett, 12 g Protein	75 g Weizenmehl 30 g Butter 1 Ei (Bio) 150 g Spinat 3 Cherry-Tomaten 25 g Feta 50 ml Sahne Pfeffer, Salz und Muskatnuss zum Abschmecken Kneten Sie Mehl, eine Prise Salz, das Ei und die Butter zu einem gleichmäßigen Teig zusammen und formen Sie eine Kugel daraus. Diese stellen Sie für eine halbe Stunde in den Kühlschrank.

		Derweil waschen Sie den Spinat und entfernen die Stiele. Blanchieren Sie den Spinat für etwa 15 Sekunden in heißem Wasser, schrecken Sie ihn dann ab und lassen Sie ihn abtropfen. Anschließend hacken Sie ihn klein. Heizen Sie den Backofen auf 200 °C Umluft vor. Fetten Sie dann eine kleine Springform ein (bei dieser Menge genügen 18 cm) und streuen Sie ein wenig Mehl hinein. Zerkleinern Sie dann die Tomaten und den Feta und geben Sie diese zum Spinat. Rollen Sie nun den Teig so aus, dass Sie innerhalb der Form noch einen Rand von etwa 2 cm Höhe legen können, kleiden Sie die Form mit dem Teig aus und stechen Sie ihn mehrfach mit der Gabel ein. Geben Sie die Spinat-Mischung auf den Teig. Bevor Sie alles in den Ofen geben, verquirlen Sie das Ei mit der Sahne und geben etwas Pfeffer und Muskat hinzu, Salz wird vermutlich wegen des Fetas nicht notwendig sein. Gießen Sie die Flüssigkeit gleichmäßig über den Spinat und geben Sie die Form für 35 Minuten in den Ofen. Anschließend lassen Sie die Form noch etwa 5 Minuten stehen, bevor Sie Ihr Essen genießen können.
Snack	2 bis 3 Trockenpflaumen oder anderes Dörrobst	Achten Sie beim Einkauf darauf, dass es sich nicht um zusätzlich gezuckerte Ware handelt.
Abendessen	Mediterrane Zucchini Dauer: circa 30 Minuten 105 kcal, 3 g Kohlenhydrate, 9 g Fett, 4 g Protein	1 kleine Zucchini Salz und Pfeffer 10 g getrocknete Tomaten einige grüne Oliven, entsteint etwas Basilikum, frisch oder TK 1 EL Olivenöl 1 Handvoll Rucola 45 g Ricotta kleine Handvoll Pinienkerne

Heizen Sie den Backofen auf 200 °C Umluft vor. Waschen Sie die Zucchini und schneiden Sie diese in lange Scheiben, etwa ½ cm dick. Legen Sie sie auf ein mit Backpapier ausgelegtes Backblech, bestreichen Sie sie mit dem Öl und würzen Sie mit Salz und Pfeffer. Die Streifen sollten etwa 8 Minuten im Ofen backen.
Zerkleinern Sie das Basilikum, die Oliven und Tomaten und verrühren Sie alles mit dem Ricotta zu einer festen Masse. Die Pinienkerne rösten Sie kurz in einer beschichteten Pfanne an, den Rucola waschen Sie und lassen diesen abtropfen. Nun können Sie entweder die Zucchini-Scheiben mit der Paste bestreichen und Rucola und Pinienkerne darin einrollen oder Sie legen alles zusammen auf den Teller und genießen das Essen ohne mehr Aufwand.

Freitag		
Frühstück	<u>Bananenbrot</u> Dauer: etwa 45 Minuten 94 kcal, 12 g Kohlenhydrate, 4 g Fett, 3 g Protein (je Scheibe á 55 g)	4 reife Bananen 3 Eier (Bio) oder entsprechende vegane Alternative 1 EL Rohrzucker, braun 2 EL Kokosöl 1 TL Vanillepulver 50 g Mandeln, gemahlen 100 g Haferflocken 100 g Dinkelmehl (fein) 1 TL Zimt 1 TL Meersalz 1 TL Weinstein Heizen Sie den Ofen auf 180 °C vor. Pürieren Sie die Bananen der Einfachheit halber vorab mit einer Gabel. Vermengen Sie diese dann mit der Vanille, den Eiern, dem Zucker und dem Öl. Wenn alles gut vermischt ist, rühren Sie nach und nach die anderen Zutaten unter. Geben Sie den Teig in eine eingefettete Kastenform und anschließend alles für 35 Minuten in den Ofen.
Snack	Handvoll Blaubeeren	
Mittagessen	<u>Kürbiscremesüppchen</u> Dauer: eine Stunde 89 kcal, 10 g Kohlenhydrate, 3 g Fett, 2 g Protein	150 g Muskat-Kürbis 1 kleine Lauchzwiebel 2 cm frischer Ingwer, fein gerieben 1 TL Rapsöl 175 ml Gemüsebrühe (oder selbst gemachte Knochenbrühe) 1 EL Sahne (oder Soja-Sahne) Pfeffer, Salz, Curry nach Bedarf Waschen und schneiden Sie die Lauchzwiebel in feine Ringe. Schälen und entkernen Sie den Kürbis und schneiden Sie ihn in feine Stücke. Geben Sie das Öl in einen Topf und dünsten Sie darin die Lauchzwiebel und den Ingwerabrieb an. Geben Sie den Kürbis

		nach 3 Minuten hinzu, dünsten Sie diesen kurz an und löschen Sie alles mit der Brühe ab. Bei mittlerer Hitze lassen Sie nun alles etwa 30 Minuten durchziehen. Anschließend pürieren Sie die Suppe und schmecken diese mit den Gewürzen ab.
Snack	1 weich gekochtes Ei	
Abendessen	<u>Milchreis Deluxe</u> Dauer: circa eine Dreiviertelstunde	200 ml Kokosmilch 100 g Milchreis 200 ml Wasser 25 g brauner Zucker Salz und Kardamom zum Abschmecken Lassen Sie die Flüssigkeiten mit einer Prise Salz zusammen aufkochen, regeln Sie dann die Hitze auf ein Drittel herunter und geben Sie den Reis hinzu. Lassen Sie alles gut aufquellen und rühren Sie den Zucker erst nach etwa 20 Minuten hinzu, wenn der Reis fast fertig ist. Schmecken Sie noch mit einer Prise Kardamom ab und fertig ist Ihr Abendessen. Sie können auch Früchte dazu genießen, es eignen sich Blaubeeren, Bananen oder Marillen besonders gut.

Samstag		
Frühstück	Beeriges Frischkäsebrötchen Dauer: 5 Minuten 174 kcal, 22 g Kohlenhydrate, 7 g Fett, 6 g Protein	1 helles Brötchen, nach Möglichkeit ohne Körner, halbiert 2 TL Honig etwas Frischkäse 50 g Blaubeeren Waschen Sie die Beeren und lassen Sie diese abtropfen. Bestreichen Sie die Brötchenhälften mit Honig und Frischkäse, geben Sie die Beeren darauf und lassen Sie es sich schmecken.
Snack	3 Butterkekse	Vielleicht mit einer Tasse Kamillentee?
Mittagessen	<u>Eintopf aus Süßkartoffel und Zucchini</u> Dauer: etwa eine halbe Stunde 357 kcal, 72 g Kohlenhydrate, 3 g Fett, 9 g Protein	3 mittelgroße Bataten 1 kleine Zucchini ½ Paprika, rot 1 TL Zitronenzesten 100 ml Wasser 1 TL Orangenpfeffer Pfeffer und Salz nach Bedarf Waschen Sie das Gemüse und schälen Sie die Kartoffeln. Schneiden Sie diese und die Zucchini in circa 1 cm große Würfel. Geben Sie anschließend alles in einen Topf und lassen Sie die Zutaten etwa 15 Minuten köcheln. Schmecken Sie anschließend alles nach Ihrem Geschmack ab.
Snack	Banane	Gern eine sehr reife Banane.
Abendessen	<u>Grieß-Ingwer-Klöße</u> Dauer: etwa 20 Minuten 435 kcal, 42 g Kohlenhydrate, 21 g Fett, 20 g Protein	50 g Hartweizengrieß 125 ml Milch (1,5 %) 1-2 TL Butter 1 Ei (Bio) 1 TL frisch geriebener Ingwer ¼ l Brühe (gern eine Brühe aus den Zusatzrezepten oder eine fertige nach Wahl) Salz

		Lassen Sie die Milch mit einer Prise Salz und der Butter aufkochen. Gießen Sie anschließend unter Rühren den Grieß hinein und rühren Sie weiter, bis eine recht feste Masse entstanden ist. Nehmen Sie den Topf vom Herd und setzen Sie stattdessen die Brühe auf. Während diese langsam aufkocht, rühren Sie das Ei und den Ingwer in den Grieß. Formen Sie nun mithilfe von zwei Teelöffeln kleine Nockerl, die Sie in die kochende Brühe geben. Es dauert etwa 10 Minuten, bis alle gar sind, dann können Sie die Suppe samt Einlage genießen.

Sonntag		
Frühstück	Fruchtquark Dauer: gute 10 Minuten 204 kcal, 15 g Kohlenhydrate, 12 g Fett, 8 g Protein	je eine halbe Banane, Birne und einen halben Apfel, 1 bis 2 Aprikosen 3 EL Milch (alternativ Soja- oder Haferdrink) 3 EL Magerquark (oder Sojajoghurt) 1 EL Weizenkeimöl 1 EL Leinöl 1 TL Honig (ersatzweise Ahornsirup) Spritze Zitronensaft auf Wunsch: Mandelsplitter Waschen, schälen und zerkleinern Sie das Obst, geben Sie dieses zusammen mit den anderen Zutaten in den Mixer und vermengen Sie alles zu einer angenehmen Masse.
Snack	Kiwi, weich, gern auch die Variante in Gold	
Mittagessen	Omelett mit Kräutern Dauer: etwa 20 Minuten 160 kcal, 3 g Kohlenhydrate, 12 g Fett, 9 g Protein	eine halbe Gurke, gewaschen, geschält und entkernt etwas frische Kresse nach Belieben 1 bis 2 Eier (Bio, bei zwei Eiern verdoppelt sich der Proteinwert) 1 EL Mineralwasser 1 EL Dill, frisch 1 EL Kefir 1 El Schnittlauch 1 EL Rapsöl Pfeffer und Salz sofern verträglich (bitte testen) können 20 g bis 30 g Räucherlachs am Ende zugefügt werden. Schneiden Sie die Gurke in feine Scheiben; waschen und hacken Sie die Kräuter. Verquirlen Sie die Eier mit Kefir, Salz, Pfeffer und den Kräutern. Geben Sie die Masse bei geringer bis mittlerer Hitze in eine Pfanne und lassen Sie alles zu einem Omelett stocken.

		Geben Sie das Omelett schließlich auf die Gurkenscheiben und genießen Sie Ihr Essen.
Snack	ein weich gekochtes Ei	
Abendessen	Aprikosensuppe Dauer: etwa eine halbe Stunde 777 kcal, 119 g Kohlenhydrate, 33 g Fett, 4 g Protein	300 ml Wasser 125 g Aprikosen, getrocknet und ungesüßt 40 g Zucker 40 g Butter Salz evtl. Soßenbinder Schneiden Sie die Aprikosen in kleine Stücke und lassen Sie diese 15 Minuten mit dem Zucker und dem Salz aufkochen. Geben Sie nun die Butter hinein, pürieren Sie alles miteinander, bis es fein sämig ist, und genießen Sie diese Abwechslung.

Weihnachtsgebäck:

Schokolatius

Dauer: 15 Minuten

686 kcal, 43 g Kohlenhydrate, 48 g Fett, 15 g Protein (für 15 Kugeln)

60 g Haselnüsse, gemahlen

20 g Sonnenblumenkerne

60 g Datteln (getrocknet)

2 TL Backkakao plus eine Prise für die Ummantelung

1-2 Messerspitzen Spekulatiusgewürz

4 TL Wasser

Zerkleinern Sie die Datteln im Mixer, um diese möglichst flüssig zu bekommen. Nutzen Sie einen sehr guten Mixer, um die Datteln und alle weiteren Zutaten miteinander zu verrühren. Formen Sie anschließend kleine Kugeln aus der Masse. Rollen Sie die Kugeln dann einmal durch das übrige Kakaopulver. Es werden bei dieser Menge etwa 15 Stück, mehr sollten Sie davon in einer akuten Phase pro Woche auch nicht essen, da der Kakao sehr belastend für den Darm sein kann. Lagern Sie die Süßigkeiten gut verpackt im Kühlschrank.

Ingwerbrot

Dauer: circa eine Dreiviertelstunde

350 kcal, 20 g Kohlenhydrate, 25 g Fett, 9 g Protein (je Riegel bei Aufteilung in 4 Riegel)

75 g kernige Haferflocken

50 g Mandeln

40 g Kürbiskerne

40 g Haselnüsse

1 Handvoll Rosinen

1 EL Chiasamen

35 ml Hafermilch

30 ml Reissirup, alternativ Ahornsirup

15 ml Sonnenblumenöl

1 cm gemahlener Ingwer, frisch, oder ¼ TL Ingwerpulver

½ TL Zimt

½ TL Lebkuchengewürz

Verrühren Sie die Chiasamen mit der Hafermilch und stellen Sie das Gemisch für etwa 10 Minuten in den Kühlschrank. Heizen Sie anschließend den Ofen auf 180 °C Umluft vor. Verrühren Sie derweil alle trockenen Zutaten miteinander in einer Schüssel und geben Sie Öl und Sirup zu den gequollenen Chiasamen. Verrühren Sie dann alle Zutaten miteinander, bis sich alles gut vermischt hat. Streichen Sie die Masse auf Backpapier und geben Sie alles für 25 Minuten in den Ofen. Sie können ein weiteres Stück Backpapier darauflegen, um ein Anbrennen zu verhindern. Lassen Sie nach dem Backen alles abkühlen und schneiden Sie die Masse in 4 Riegel. Diese lassen sich gekühlt und gut verpackt eine Woche im Kühlschrank aufbewahren.

Knochenbrühe

Dauer: etwa 4 Stunden

1 kg Tierknochen (erhalten Sie beim Metzger)

100 g Karotten

100 g Zwiebeln

100 g Schalotten

4 Nelken

4 Pimentkörner

8 Pfefferkörner

Pfeffer und Salz

2 EL Apfelessig

2 Lorbeerblätter

3 l Wasser

Braten Sie die Knochen in einem großen Topf gründlich von allen Seiten an und löschen Sie die Knochen mit dem Wasser ab. Rühren Sie nun die Gewürze ein, Kräuter können Sie nach eigenem Ermessen hinzufügen. Lassen Sie den Sud nun 3 bis 4 Stunden bei kleiner Hitze und geschlossenem Deckel ziehen.

Waschen und schälen Sie das Gemüse derweil und schneiden Sie es in kleine Würfel. Diese geben Sie gänzlich 30 Minuten vor Fertigstellung der Brühe mit in den Topf. Wenn die Brühe fertig ist, können Sie sie in Gläser füllen oder tiefgekühlt lagern.

Gemüsebrühe

Dauer: 1 Stunde

3 mittelgroße Zwiebeln

3 Zehen Knoblauch, gepresst

jeweils 120 g Möhren, Pastinake und Sellerie (Knolle)

jeweils 100 g Staudensellerie und Lauch

1-2 Lorbeerblätter

2 TL Salz

2 l Wasser

Kräuter nach Wahl

Waschen und schälen Sie das Gemüse. Hacken Sie die Zwiebeln fein und das restliche Gemüse eher grob. Schwitzen Sie die Zwiebeln in einem großen Topf glasig an und geben Sie das restliche Gemüse und den Knoblauch nach und nach hinzu, um es weitere 10 Minuten zu dünsten. Geben Sie schließlich das Wasser und den Lorbeer hinein. Lassen Sie alles 20 bis 30 Minuten bei mittlerer Hitze köcheln. Anschließend schmecken Sie die Brühe mit dem Salz ab und können diese wie die Knochenbrühe entweder in Gläsern oder tiefgekühlt aufbewahren.

Abschlussbemerkung

Wir sind am Ende des Ratgebers angelangt und ich hoffe, dass Sie nun mehr wissen als zuvor und ruhiger an alles herangehen können. Je besser man über seine eigene Krankheit oder die Erkrankung seiner Lieben informiert ist, umso weniger Sorgen muss man sich machen, da man nun weiß, was man tun kann. Sie sind nun keinesfalls hilflos, denn Sie wissen, wie Sie sich oder Ihren Liebsten helfen können – sowohl bezüglich der Arztbesuche als auch im Hinblick auf die Ernährung und die sonstige Pflege. Sie kennen nun die biologischen Abläufe, sind über medikamentöse und komplementäre Möglichkeiten und deren Risiken und Chancen informiert, wissen aber auch, wie Sie im akuten Fall schnell Abhilfe schaffen können. Den psychischen Aspekt habe ich angesprochen. Dieser allein wäre einen eigenen Ratgeber wert. Sollten Sie diesbezüglich bei sich Handlungsbedarf sehen, scheuen Sie sich bitte nicht, entsprechende Hilfe zu suchen.

Ich hoffe, ich konnte Ihnen einige Dinge beibringen, die Ihnen weiterhelfen. Ich wünsche Ihnen, dass Sie schnell in Remission geraten und dort verbleiben können, um Ihr Leben in vollen Zügen genießen zu können. Ich wünsche Ihnen von Herzen nur das Beste und alle Kraft, die Sie benötigen.